EXERCÍCIO E MOVIMENTO

Abordagem anatômica

Guia para o estudo de dança, pilates, esportes e yoga

EXERCÍCIO E MOVIMENTO

Abordagem anatômica

Guia para o estudo de dança, pilates, esportes e yoga

Jo Ann Staugaard-Jones

Título original em inglês: *The Anatomy of Exercise and Movement for the Study of Dance, Pilates, Sports, and Yoga*
Copyright © 2011 by Jo Ann Staugaard-Jones, exceto para os capítulos 1 e 2, que tiveram a colaboração de Jonathan Hutchings.
Todos os direitos reservados.
Publicado mediante acordo com a Lotus Publishing e North Atlantic Books.

Este livro contempla as regras do Novo Acordo Ortográfico da Língua Portuguesa.

Editor gestor: Walter Luiz Coutinho
Editora de traduções: Denise Yumi Chinem
Produção editorial: Fernanda Satie Ohosaku, Priscila Pereira Mota Hidaka e Cláudia Lahr Tetzlaff

Tradução: Maiza Ritomy Ide
        Pós-doutora em Reumatologia pela Universidade de Cantabria, Espanha
        Doutora em Reumatologia pela Faculdade de Medicina da Universidade de São Paulo (USP)
        Mestre em Ciências pela Faculdade de Medicina da Universidade de São Paulo (USP)
        Graduada em Fisioterapia pela Universidade Estadual de Londrina (UEL)

Diagramação: Fernanda Satie Ohosaku
Adaptação da capa: Departamento de Arte da Editora Manole
Ilustrações: Amanda Williams e Pascale Pollier

Dados Internacionais de Catalogação na Publicação (CIP)
(Câmara Brasileira do Livro, SP, Brasil)

Staugaard-Jones, Jo Ann
   Exercício e movimento : abordagem anatômica : guia para o
estudo de dança, pilates, esportes e yoga / Jo Ann Staugaard-Jones ;
[tradução Maiza Ritomy Ide]. -- 1. ed. -- Barueri, SP : Manole, 2015.

   Título original: The anatomy of exercise and movement for the
study of dance, pilates, sports, and yoga
   ISBN 978-85-204-4001-8

   1. Dança - Aspectos fisiológicos 2. Esportes - Aspectos fisiológicos
3. Exercícios - Aspectos fisiológicos 4. Exercícios - Aspectos de saúde
5. Pilates (Método de exercícios físicos) 6. Yoga - Aspectos da saúde
I. Título.

14-11689   CDD-612.044
Índices para catálogo sistemático:
1. Exercícios : Aspectos fisiológicos 612.044

Nenhuma parte deste livro poderá ser reproduzida, por qualquer
processo, sem a permissão expressa dos editores.
É proibida a reprodução por xerox.
A Editora Manole é filiada à ABDR – Associação Brasileira de Direitos Reprográficos.

Edição brasileira – 2015

Direitos em língua portuguesa adquiridos pela:
Editora Manole Ltda.
Av. Ceci, 672 – Tamboré
06460-120 – Barueri – SP – Brasil
Fone: (11) 4196-6000
Fax: (11) 4196-6021
www.manole.com.br
info@manole.com.br

Impresso no Brasil
Printed in Brazil

Aviso: Este livro não se propõe a substituir orientação médica. Se o leitor tiver alguma condição médica ou apresentar dor ou
desconforto durante a execução dos exercícios contidos nesta obra, deverá parar imediatamente e consultar um profissional da
saúde qualificado. A editora e a autora não assumem responsabilidade por quaisquer consequências decorrentes dos conselhos
apresentados, e recomenda-se que o leitor procure por orientação médica antes de iniciar e seguir um novo programa de exercícios.

Sumário

Introdução 7
Sobre a autora 9

Capítulo 1: Direção anatômica, planos e movimentos 11
Termos para descrever a direção 12
Planos do corpo 13
Termos para descrever o movimento 14

Capítulo 2: Músculo esquelético e mecânica muscular 17
Fisiologia da contração muscular 22
Reflexos musculares 23
Mecânica musculoesquelética 24
Alavancas 26
Produção de força 27
Músculos envolvidos na respiração 28
Articulações sinoviais 29

Capítulo 3: Coluna vertebral 31
Coluna vertebral 33
Região cervical 34
Músculos cervicais 35
Estresse da parte cervical da coluna vertebral 36
Região torácica 39
Músculos torácicos 40
Fim dos mitos sobre a parte cervical da coluna vertebral 49
Principais músculos envolvidos nos movimentos da coluna vertebral 50

Capítulo 4: *Core* 51
Região lombar da coluna vertebral 52
Músculos lombares 52
Músculo abdominal nº 1: reto do abdome 53
Músculo abdominal nº 2: oblíquos externos 58
Músculo abdominal nº 3: oblíquos internos 60
Músculo abdominal nº 4: transverso do abdome 61
Psoas maior 67
Quadrado do lombo 72
Pelve 73
Fim dos mitos sobre o *core* 79
Principais músculos envolvidos nos movimentos da parte torácica/lombar 79

Capítulo 5: Região do ombro 81
Articulação glenoumeral 82
Movimentos da articulação do ombro 83
Músculos da articulação do ombro 84
Deltoide 86
Peitoral maior 88
Latíssimo do dorso 90
Manguito rotador 91
Articulações do cíngulo do membro superior 95
Movimentos do cíngulo do membro superior 95

Músculos do cíngulo do membro superior 96
Trapézio 97
Resumo: a articulação do ombro e do cíngulo do membro superior combinadas 99
Fim dos mitos sobre o ombro 103
Principais músculos envolvidos nos movimentos da região do ombro 104

Capítulo 6: Articulações do cotovelo e radiulnar 105
Articulação do cotovelo 106
Bíceps braquial 108
Tríceps braquial 109
Lesões do cotovelo 111
Articulação radiulnar 112
Músculos da articulação radiulnar 113
Fim dos mitos sobre as articulações do cotovelo e radiulnar 116
Principais músculos envolvidos nos movimentos das articulações do cotovelo e radiulnar 116

Capítulo 7: Punho e mão 117
Músculos do punho 121
Lesões/condições do punho e da mão 121
Fim dos mitos sobre o punho e a mão 125
Principais músculos envolvidos nos movimentos do punho, da mão e dos dedos 125

Capítulo 8: Articulação iliofemoral (do quadril) 127
Músculos da região anterior do quadril (flexores) 128
Músculos da região lateral do quadril (abdutores) 135
Músculos da região posterior do quadril (extensores) 143
Ligamento iliofemoral ("Y") 146
Músculos da região medial do quadril (adutores) 151
Os seis rotadores profundos do quadril 156
Rotadores mediais do quadril 159
Fim dos mitos sobre a articulação iliofemoral (do quadril) 160
Principais músculos envolvidos nos movimentos da articulação iliofemoral (do quadril) 161

Capítulo 9: Articulação do joelho 163
Extensores do joelho: quadríceps femoral 166
Flexores do joelho: isquiotibiais 169
Lesões no joelho 171
Fim dos mitos sobre o joelho 176
Principais músculos envolvidos nos movimentos da articulação do joelho 176

Capítulo 10: Articulação do tornozelo e do pé 177
Articulações e ações da articulação do tornozelo e do pé 178
Músculos da articulação do tornozelo e do pé 180
O pé 184
Ligamentos da articulação do tornozelo e do pé 185
Condições da articulação do tornozelo e do pé 186
Fim dos mitos sobre o pé 189
Principais músculos envolvidos nos movimentos da articulação do tornozelo e do pé 190

Apêndice: mandíbula e garganta 191
Referências bibliográficas 192
Índice remissivo 193

Introdução

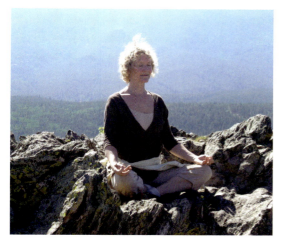

Este livro descreve músculos e movimentos. Os capítulos centram-se em áreas articulares específicas comuns, relacionando-as com conceitos e mitos atuais de modo informativo e útil. O conteúdo inclui materiais detalhados a respeito da localização e das ações dos diferentes músculos, com descrições e ilustrações de exercícios de fortalecimento e alongamento para cada área articular. Os exercícios abrangem uma ampla gama de áreas do condicionamento físico: musculação, yoga, pilates, dança e esportes.

A autora no Shoshoni Yoga Retreat Center, Colorado.

A abordagem do livro é única, porque ele pode ser usado como um manual, um recurso para aqueles que gostariam de saber mais sobre o corpo sem ter que ler um livro enfadonho. O livro é de leitura fácil e interessante, tanto para iniciantes quanto para professores do movimento, ou como um recurso para entusiastas e profissionais da ciência do exercício e da aptidão física.

Há uma grande necessidade de publicações a respeito do movimento que possam ser entendidas por grande parte da população. Há uma quantidade crescente de pessoas que se interessam em aprender sobre seu corpo, como ele se move e o que pode ser feito para melhorá-lo, sem o modismo que envolve a área da aptidão física. Este livro é uma abordagem válida e necessária para facilitar o aprendizado da cinesiologia. Muitos alunos e professores gostariam de ter um livro que fosse preciso, mas de fácil compreensão, e que estivesse diretamente relacionado com o seu próprio estilo de vida. Este livro é exatamente isso.

Minha motivação ao organizar esta obra vem das minhas experiências em ensino do movimento, de ouvir os alunos e o que eles desejam. Minha pós-graduação em Ciência do Exercício e Dança consumiu mais de 30 anos de formação universitária. Minha experiência em esportes e dança, com certificações em pilates e yoga, resultou em uma ampla gama de material de ensino e em um amor por trabalhar com pessoas que levam a sério ser naturalmente saudáveis.

Creio que este livro possa ser lido e apreciado por qualquer pessoa interessada no corpo humano e em seu potencial. *A prevenção natural é a chave para um corpo saudável.*

Jo Ann Staugaard-Jones, 2010

Sobre a autora

Jo Ann Staugaard-Jones, professora e autora, ministrou oficinas de movimento e seminários em universidades como Boston University, Colorado State University, Williams College, Cornell, Temple, University of Buffalo, Arizona State University e Miami, bem como em academias e estúdios de yoga e pilates nos EUA e em outros países. É professora titular de Dança e Cinesiologia, membro da IADMS (International Association of Dance Medicine & Science), instrutora certificada do Shambhava Hatha Yoga e professora de Power Pilates. Recebeu seu diploma de graduação pela Kansas University e o grau de mestre em Artes pela New York University. Continua a residir no noroeste de New Jersey e no Colorado. Atualmente, ministra oficinas de movimento interativo em todos os EUA e patrocina retiros holísticos internacionais por meio do site www.neatretreats.com. Pode ser contatada pelo e-mail jojones3@verizon.net.

Observações acerca dos exercícios

O livro *Exercício e movimento: abordagem anatômica* é projetado para fornecer um equilíbrio de informações teóricas sobre músculos e movimentos. Os Capítulos 3 a 10 focam em articulações específicas. Para complementar o material escrito sobre cada articulação, há uma série de exercícios de fortalecimento e alongamento, com instruções técnicas e apropriadas sobre como realizar cada exercício. Para ajudar visualmente o leitor a compreender as nuances e os músculos envolvidos, sempre que possível, o exercício é ilustrado. A dificuldade de cada exercício é indicada por: *I = iniciante; II = intermediário; III = avançado*.

As informações sobre músculos podem ser demasiadamente avançadas para algumas pessoas ou não suficientes para outras, mas espero que ajudem quem quiser tonificar ou fortalecer determinadas áreas. Se alguém sabe onde um músculo está localizado e quais exercícios o acionam, então um programa específico de exercícios pode ser projetado. O alongamento é sempre uma boa maneira de começar um treino, sendo que o alongamento dinâmico é mais eficaz. O alongamento estático é melhor no final de um treino, para relaxar e alongar os músculos.

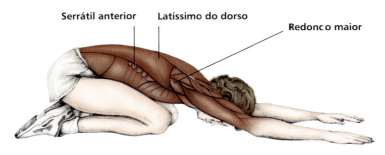

Exemplo de ilustrações de texto.

TÉCNICA

Ajoelhe-se no chão e leve as mãos para a frente. Deixe a cabeça cair entre os braços e empurre os glúteos em direção aos pés.

Direção anatômica, planos e movimentos

1

A posição anatômica fornece um ponto de referência padrão para um indivíduo. Nesta posição, o corpo está na vertical, a cabeça, os olhos e os artelhos estão voltados para a frente e os braços e as mãos estão pendentes na lateral do corpo, com as palmas das mãos voltadas para a frente.

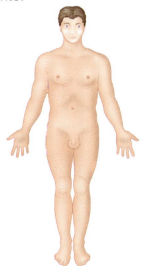

Termos para descrever a direção

Anterior. Situado ou voltado à frente do corpo. (Também chamada de ventral.) Assim, um termo com o prefixo "antero" significa "antes".
Posterior. Situado em direção à parte de trás do corpo (Também chamada dorsal.) "Postero" indica um modo combinado, denotando relação com a parte posterior, por exemplo, posterolateral.

Inferior. Situado abaixo, ou dirigido para baixo, afastando-se da cabeça.
Superior. Situado acima, em direção à cabeça.

Lateral. Em direção ao lado do corpo, ou localizaco afastando-se da linha mediana do corpo ou órgão.
Medial. Em direção à linha mediana do corpo ou órgão.
Periférico. Em direção à superfície externa do corpo ou órgão.

Distal. Do latim *distans*, ou seja, distante. Remoto; longe de algum ponto de origem de uma estrutura.
Proximal. Do latim *proximus*, significando próximo. Mais próximo; mais perto de algum ponto de origem de uma estrutura.

Profundo. Situado longe da superfície do corpo.
Superficial. Situado perto ou na superfície do corpo.

Dorso. A parte de trás, ou a superfície posterior de alguma coisa, como a parte de trás da mão ou a superfície superior do pé.
Palmar. A superfície anterior da mão.
Plantar. A planta do pé.

Decúbito ventral. Posição do corpo em que a superfície ventral (anterior) está voltada para baixo.
Decúbito dorsal. Posição do corpo em que a superfície ventral (anterior) está voltada para cima.

Oposição. Movimento do polegar de se aproximar ou tocar a ponta de um ou mais dedos.
Retorno da oposição. Retornar o polegar para uma posição paralela aos dedos.

Ipsilateral. Do mesmo lado.
Contralateral. Do lado oposto.

Planos do corpo

O plano médio-sagital (*sagitta* é o latim para "seta") (ou mediano) é um plano vertical que se estende na direção anteroposterior, dividindo o corpo em seções direita e esquerda; com efeito, os planos da frente e de trás. (O plano sagital é qualquer plano paralelo ao plano mediano.)

O plano coronal (ou frontal) é um plano vertical em ângulo reto com o plano sagital que divide o corpo em seções anterior e posterior; com efeito, o plano de movimento lateral.

O plano transversal (ou horizontal) é uma seção transversa horizontal que divide o corpo em seções superior e inferior, e que se encontra em ângulo reto com os outros dois planos; com efeito, o plano de movimento rotacional.

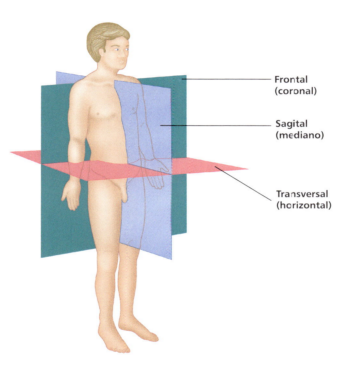

Planos do corpo.

Cada plano tem ações articulares específicas. No plano sagital, ocorrem as ações de flexão e extensão. Um bom exemplo de flexão é qualquer movimento que leva o corpo em direção à posição fetal; a extensão é o retorno da flexão. No plano frontal, geralmente ocorrem a abdução e a adução; os "polichinelos" são um exemplo dessas duas ações no ombro e no quadril. Na coluna vertebral, as ações frontais são a flexão lateral direita e esquerda (inclinação lateral). No plano transverso, ocorrem várias modalidades de rotação, incluindo a rotação medial e lateral, a pronação e a supinação e a rotação para cima e para baixo, dependendo da articulação.

Exercício e movimento: abordagem anatômica

Termos para descrever o movimento

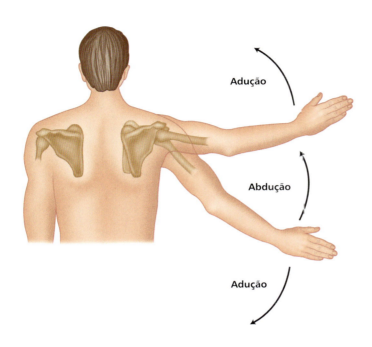

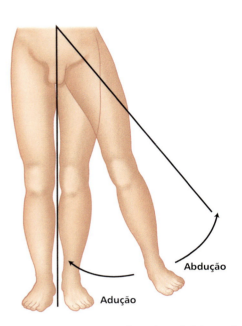

Abdução. Movimento afastando-se da linha mediana do corpo (ou retorno da adução).
Adução. Movimento em direção à linha mediana do corpo (ou retorno da abdução).

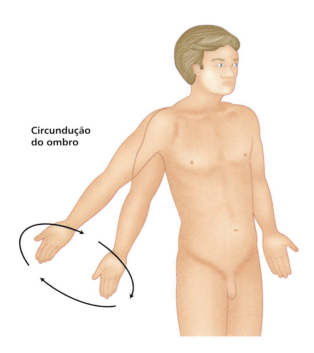

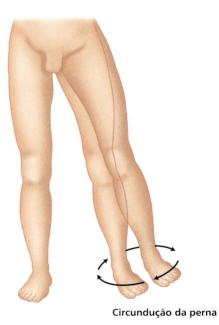

Circundução. Movimento em que a extremidade distal de um osso se move em um círculo, enquanto a extremidade proximal permanece relativamente estável; combina a flexão, a extensão, a abdução e a adução.

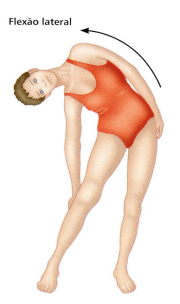

Flexão lateral. Inclinar o corpo ou a cabeça para os lados no plano coronal.

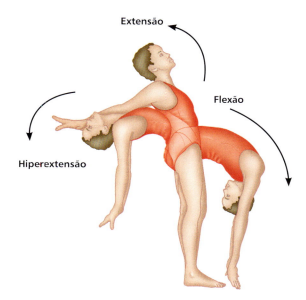

Extensão. Movimento de endireitar ou aumentar o ângulo entre os ossos ou parte do corpo. (A hiperextensão é a extensão extrema ou excessiva, além da amplitude normal.)

Flexão. Movimento que envolve uma inclinação; por exemplo, inclinação para a frente da coluna vertebral.

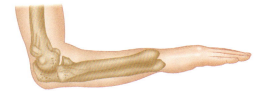

Pronação. Rodar o antebraço de modo a virar a palma da mão para baixo, em direção ao assoalho, ou voltada posteriormente em relação à posição anatômica.

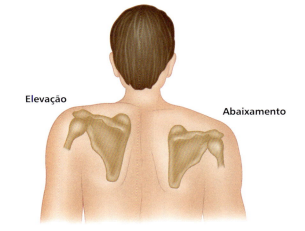

Abaixamento. Movimento de uma parte elevada do corpo para baixo, para sua posição original.

Elevação. Movimento de uma parte do corpo para cima, ao longo do plano frontal.

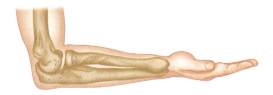

Supinação. Rodar o antebraço de modo a virar a palma da mão para cima, voltada para o teto, ou para a frente, como na posição anatômica.

DIREÇÃO ANATÔMICA, PLANOS E MOVIMENTOS

Exercício e movimento: abordagem anatômica

DIREÇÃO ANATÔMICA, PLANOS E MOVIMENTOS

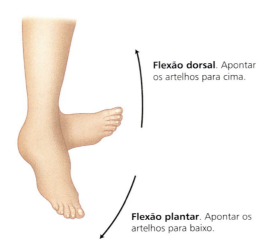

Flexão dorsal. Apontar os artelhos para cima.

Flexão plantar. Apontar os artelhos para baixo.

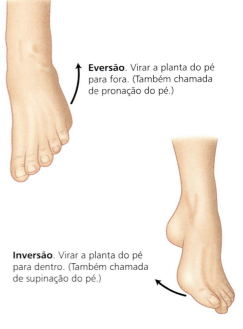

Eversão. Virar a planta do pé para fora. (Também chamada de pronação do pé.)

Inversão. Virar a planta do pé para dentro. (Também chamada de supinação do pé.)

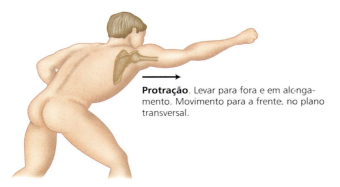

Protração. Levar para fora e em alongamento. Movimento para a frente, no plano transversal.

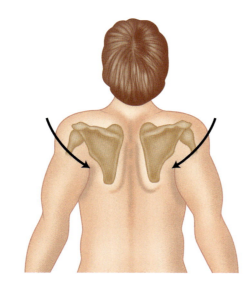

Retração. Trazer de volta. Movimento para trás no plano transversal.

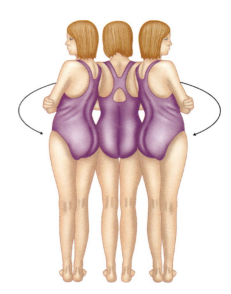

Rotação. Girar em torno de um eixo fixo. Rotação medial: rodar em direção à linha mediana. Rotação lateral: rodar para fora, longe da linha mediana.

Músculo esquelético e mecânica muscular

2

O corpo humano contém mais de 215 pares de músculos esqueléticos, que constituem cerca de 40% de seu peso. Os músculos esqueléticos são assim chamados porque a maior parte deles se une ao esqueleto e o move, sendo, portanto, responsáveis pelos movimentos corporais.

Os músculos esqueléticos têm um suprimento abundante de vasos e nervos sanguíneos, que estão diretamente relacionados com a contração, a principal função do músculo esquelético. Cada músculo esquelético geralmente tem uma artéria principal, para trazer nutrientes por meio do suprimento sanguíneo, e várias veias para eliminar os resíduos metabólicos.

O suprimento sanguíneo e nervoso geralmente penetra no músculo em sua porção central, mas às vezes adentra por uma das extremidades, eventualmente penetrando o endomísio em torno de cada fibra muscular.

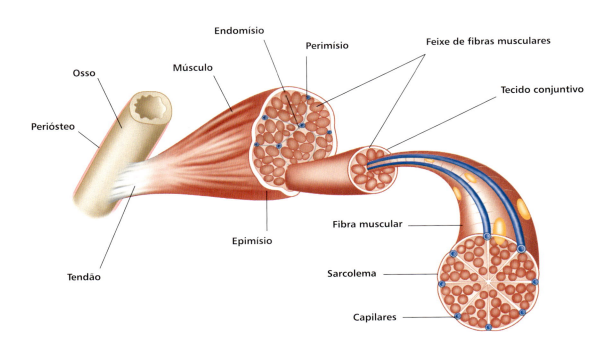

Figura 2.1 Corte transversal do músculo esquelético.

Os três tipos de fibras musculares esqueléticas são: fibras vermelhas de contração lenta, fibras intermediárias de contração rápida e fibras brancas de contração rápida. A cor de cada uma reflete a quantidade de mioglobina presente, o estoque de oxigênio. A mioglobina é capaz de aumentar a taxa de difusão de oxigênio, de modo que as fibras vermelhas de contração lenta sejam capazes de se contrair por períodos de tempo mais longos, o que é particularmente útil em exercícios que exigem resistência. As fibras brancas de contração rápida têm um teor menor de mioglobina. Como elas dependem das reservas de glicogênio (energia), podem se contrair rapidamente, mas também se fadigam com rapidez. Assim, são mais prevalentes em velocistas, ou em atletas de esportes em que são necessários movimentos rápidos e curtos, como o levantamento de peso. Relata-se que os maratonistas de renome mundial apresentam 93 a 99% de fibras de contração lenta em seu músculo gastrocnêmio (panturrilha), enquanto em velocistas profissionais essa porcentagem é de apenas 25% (Wilmore & Costill, 1994).

Cada fibra muscular esquelética é uma célula muscular cilíndrica única, que é circundada por uma membrana plasmática chamada de sarcolema. O sarcolema possui aberturas específicas, que levam a tubos conhecidos como túbulos transversos (ou T). (O sarcolema mantém um potencial de membrana que possibilita a ocorrência de impulsos, especificamente para o retículo sarcoplasmático [RS], a fim de produzir ou inibir contrações.)

Um músculo esquelético específico pode ser constituído por centenas ou mesmo milhares de fibras musculares agrupadas e acondicionadas em uma bainha de tecido conjuntivo denominada epimísio, que dá ao músculo sua forma, bem como proporciona uma superfície contra a qual os músculos ao redor podem se mover. A fáscia, o tecido conjuntivo fora do epimísio, envolve e separa os músculos.

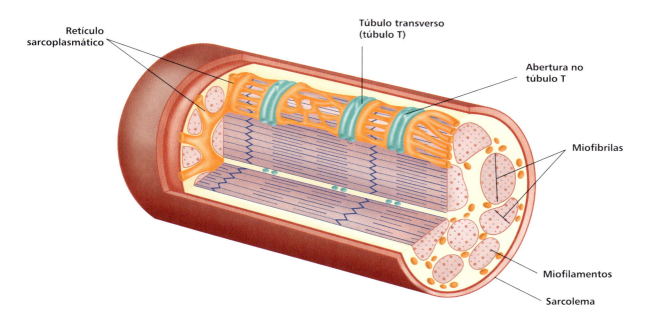

Figura 2.2 Cada fibra muscular esquelética é uma célula muscular cilíndrica única.

Partes do epimísio se projetam para dentro, dividindo o músculo em compartimentos. Cada compartimento contém um feixe de fibras musculares; cada um desses feixes é chamado de fascículo (do latim = pequeno feixe de galhos) e é circundado por uma camada de tecido conjuntivo denominada perimísio. Cada fascículo é composto por algumas células musculares; dentro do fascículo, cada célula muscular individual é cercada pelo endomísio, uma fina bainha formada por um tecido conjuntivo delicado.

Os músculos esqueléticos são encontrados em uma variedade de formas, em razão da disposição de seus fascículos (em latim, *fasciculus*), dependendo da função do músculo em relação à sua posição e ação. Músculos paralelos têm seus fascículos correndo paralelamente ao eixo longo do músculo, por exemplo o sartório. Os músculos peniformes têm fascículos curtos, que estão obliquamente inseridos no tendão e parecem ter uma forma de pena, por exemplo o músculo reto femoral. Músculos convergentes (triangulares) têm uma origem ampla com o fascículo convergindo para um tendão único, por exemplo o músculo peitoral maior. Os músculos circulares (esfincterianos) têm seus fascículos dispostos em forma de anéis concêntricos em torno de uma abertura, por exemplo o músculo orbicular do olho.

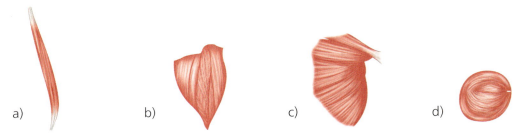

Figura 2.3 Formas dos músculos: (a) paralelos, (b) peniformes, (c) convergentes e (d) circulares.

Cada fibra muscular é composta por pequenas estruturas chamadas de fibras musculares ou miofibrilas (do latim *mio*, que significa "músculo"). Essas miofibrilas estão dispostas em paralelo e dão às células musculares sua aparência estriada, porque são compostas de miofilamentos simetricamente alinhados. Os miofilamentos são cadeias de moléculas de proteína que, sob o microscópio, aparecem como faixas claras e escuras alternadas. As faixas isotrópicas claras (I) são compostas pela proteína actina. As faixas anisotrópicas escuras (A) são compostas pela proteína miosina. (Foi identificada uma terceira proteína denominada titina, que responde por cerca de 11% do conteúdo combinado de proteína muscular.) Quando um músculo se contrai, os filamentos de actina se movem entre os filamentos de miosina, formando pontes cruzadas, o que resulta em encurtamento e espessamento das miofibrilas. (Ver adiante "Fisiologia da contração muscular".)

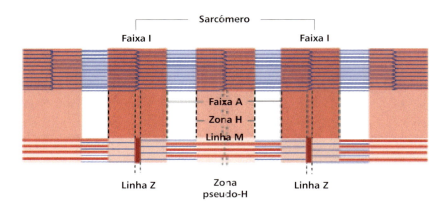

Figura 2.4 Miofilamentos dentro de um sarcômero. Um sarcômero é delimitado em ambas as extremidades pela linha Z; a linha M é o centro do sarcômero; a faixa I é composta por actina; a faixa A é composta por miosina.

Comumente, o epimísio, o perimísio e o endomísio se estendem além da parte carnuda do músculo – o ventre – para formar um tendão semelhante a um cordão ou um tecido tendinoso achatado, espesso ou largo, semelhante a uma folha, conhecido como aponeurose. O tendão e a aponeurose formam inserções indiretas dos músculos ao periósteo dos ossos ou ao tecido conjuntivo de outros músculos. No entanto, os músculos mais complexos podem ter múltiplas inserções, como o quadríceps (quatro inserções). Assim, normalmente um músculo cruza uma articulação e se insere aos ossos por tendões em ambas as extremidades. Um dos ossos permanece relativamente fixo ou estável, enquanto a outra extremidade se move como resultado da contração muscular.

Cada fibra muscular é inervada por uma fibra de nervo motor única, que termina próximo do meio da fibra muscular. A fibra de nervo motor única e todas as fibras musculares que ela irriga são conhecidas como uma unidade motora. A quantidade de fibras musculares irrigadas por uma única fibra nervosa é dependente do movimento requerido. Quando é necessário um grau exato e controlado de movimento, tal como no movimento de um olho ou dedo, existem apenas algumas poucas fibras musculares; quando é requerido um movimento mais grosseiro, como em grandes músculos como o glúteo máximo, podem existir várias centenas de fibras.

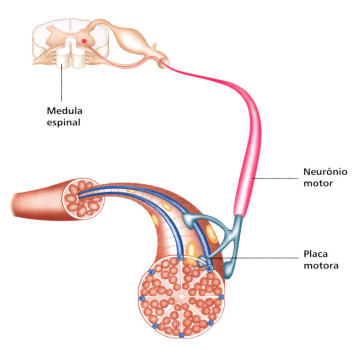

Figura 2.5 Unidade motora de um músculo esquelético.

As fibras musculares esqueléticas trabalham individualmente pelo princípio do "tudo ou nada", em que a estimulação da fibra resulta em contração completa dessa fibra ou ausência de contração – a fibra não é capaz de se contrair "parcialmente". A contração completa de um determinado músculo envolve a contração de uma proporção de suas fibras de uma só vez, enquanto as outras permanecem relaxadas.

Fisiologia da contração muscular

Os impulsos nervosos fazem com que as fibras do músculo esquelético em que terminam se contraiam. A junção entre uma fibra muscular e o nervo motor é conhecida como junção neuromuscular, e é onde ocorre a comunicação entre o nervo e o músculo. Um impulso nervoso chega às terminações nervosas, chamadas terminais sinápticos, próximo do sarcolema. Esses terminais contêm milhares de vesículas cheias de um neurotransmissor chamado acetilcolina (ACh). Quando um impulso nervoso chega ao terminal sináptico, centenas dessas vesículas descarregam sua ACh. A ACh abre os canais, que possibilitam a difusão dos íons de sódio (Na^+) para dentro. Uma fibra muscular inativa tem um potencial de repouso de cerca de -95 mV. O influxo de íons de sódio reduz a carga, produzindo um potencial de placa motora. Se o potencial de placa motora alcançar a tensão limiar (aproximadamente -50 mV), os íons de sódio fluem para dentro e cria-se um potencial de ação no interior da fibra.

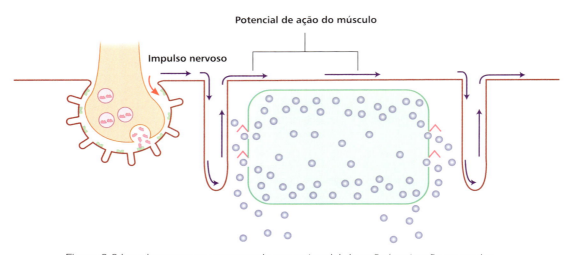

Figura 2.6 Impulso nervoso provocando um potencial de ação/contração muscular.

Não há mudança visível na fibra muscular durante o potencial de ação e imediatamente depois dele. Esse período, chamado de período de latência, dura de 3 a 10 ms. Antes do período de latência terminar, a enzima acetilcolinesterase decompõe o ACh na junção neuromuscular, os canais de sódio se fecham e a área é limpa para a chegada de um novo impulso nervoso. O potencial de repouso da fibra é restaurado pela saída dos íons de potássio. O breve período necessário para restaurar o potencial de repouso é chamado de período refratário.

Então, como uma fibra muscular se encurta? Isso foi mais bem explicado pela teoria do deslizamento dos filamentos (Huxley & Hanson, 1954), que propôs que as fibras musculares recebem um impulso nervoso (ver anteriormente) que resulta na liberação dos íons de cálcio armazenados no retículo sarcoplasmático (RS). Para que os músculos trabalhem de modo eficaz, é necessário haver energia, que é produzida pela quebra de trifosfato de adenosina (ATP). Essa energia possibilita que os íons de cálcio se liguem aos filamentos de actina e miosina formando uma ligação magnética, que faz com que as fibras se encurtem, resultando em contração. A ação muscular continua até que o cálcio seja depletado, momento em que o cálcio é bombeado de volta para o RS, onde é armazenado até que outro impulso nervoso chegue.

Reflexos musculares

Os músculos esqueléticos contêm unidades sensitivas especializadas que são sensíveis ao alongamento (extensão) do músculo. Essas unidades sensitivas são chamadas de fusos musculares e órgãos tendinosos de Golgi. São importantes para detectar, responder e regular alterações no comprimento do músculo.

Os fusos musculares são compostos de fios em espiral, chamados de fibras intrafusais, e terminações nervosas, ambos encapsulados dentro de uma bainha de tecido conjuntivo, que monitoram a velocidade com que um músculo é alongado. Se um músculo está se alongando rapidamente, sinais das fibras intrafusais disparam informações por meio da medula espinal para o sistema nervoso, de modo que um impulso nervoso é enviado de volta, fazendo com que o músculo que está sendo alongado se contraia. Os sinais fornecem informações contínuas de/para o músculo em relação à posição e potência (propriocepção).

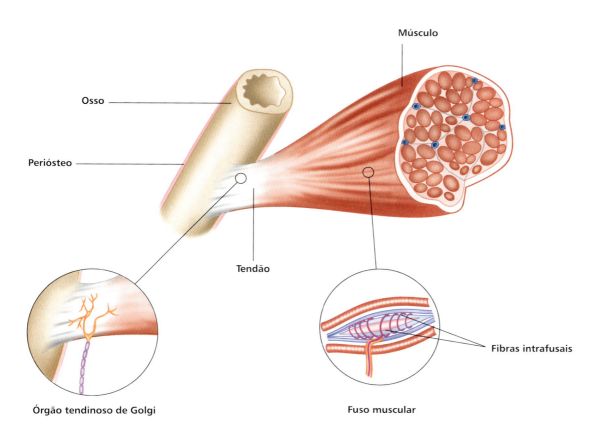

Figura 2.7 Anatomia do fuso muscular e órgão tendinoso de Golgi.

Além disso, quando um músculo é alongado e mantido nessa posição, o fuso muscular irá manter uma resposta contrátil enquanto o músculo permanecer alongado. Essa habilidade é conhecida como arco reflexo de estiramento. Os fusos musculares permanecerão estimulados pelo tempo em que o alongamento for mantido.

O exemplo clínico clássico do reflexo de estiramento é o teste de extensão do joelho, que envolve a ativação dos receptores de estiramento no ligamento da patela, provocando a contração reflexa do músculo inserido, ou seja, o quadríceps.

Considerando que os fusos musculares monitoram o comprimento de um músculo, os órgãos tendinosos de Golgi (OTG) do tendão do músculo são tão sensíveis à tensão no complexo músculo-tendão que respondem à contração de uma única fibra muscular. O OTG é de natureza inibitória, desempenhando uma função de proteção ao reduzir o risco de lesão. Quando estimulado, o OTG inibe a contração dos músculos agonistas e estimula os músculos antagonistas.

Mecânica musculoesquelética

A maior parte do movimento coordenado envolve a permanência relativamente estacionária da inserção proximal de um músculo esquelético enquanto a inserção distal se move. A inserção proximal, mais fixa, é conhecida como *origem*, enquanto a inserção distal que se encontra mais distal e se move é conhecida como *inserção*. (Na atualidade, "inserção proximal" e "inserção distal" são os termos preferidos no lugar de origem e inserção, uma vez que se sabe que os músculos frequentemente trabalham de modo que uma extremidade pode estar fixa enquanto a outra se move.)

A maior parte dos movimentos requer a aplicação de força muscular, o que muitas vezes é realizado pelos agonistas (ou motores primários), que são os principais responsáveis pelo movimento e fornecem a maior parte da força necessária para o movimento; pelos antagonistas, que precisam se alongar para possibilitar o movimento produzido pelos motores primários e desempenham um papel protetor; e pelos sinérgicos (mais especificamente chamados de estabilizadores – consulte a página 25), que auxiliam os motores primários e às vezes estão envolvidos no ajuste fino da direção do movimento. Um exemplo simples é a flexão do cotovelo, que requer o encurtamento dos músculos braquial e bíceps braquial (motores primários) e o relaxamento do tríceps braquial (antagonista). O braquiorradial atua como sinérgico, auxiliando o braquial e o bíceps braquial.

O movimento muscular pode ser dividido em três tipos de contrações: concêntrica, excêntrica e isométrica (estática). Em muitas atividades, como a corrida, o pilates e a yoga, ocorrem os três tipos de contração para produzir um movimento suave e coordenado.

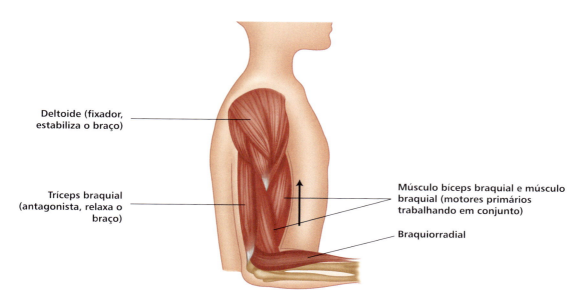

Figura 2.8 Flexão do cotovelo, em que os músculos braquial e bíceps braquial atuam como motores primários, com o músculo tríceps braquial como antagonista e o músculo braquiorradial como sinérgico.

Os músculos esqueléticos podem ser classificados em dois tipos:

1. Estabilizadores*, que essencialmente estabilizam uma articulação. São compostos por fibras de contração lenta para atividades de resistência, e auxiliam na manutenção postural. Podem ainda ser subdivididos em estabilizadores primários, que têm inserções muito profundas, encontrando-se próximo ao eixo de rotação da articulação; e estabilizadores secundários, que são potentes músculos secundários, com uma capacidade de absorver grandes quantidades de força. Os estabilizadores trabalham contra a força da gravidade e tendem a se enfraquecer e alongar ao longo do tempo (Norris, 1998). Exemplos incluem os músculos multífidos, o transverso do abdome (primário) e o glúteo máximo e adutor magno (secundário).

2. Mobilizadores, que são responsáveis pelo movimento. Tendem a ser mais superficiais, embora menos potentes que os estabilizadores, mas produzem uma ampla gama de movimentos. Tendem a cruzar duas articulações e são feitos de fibras de contração rápida, que produzem força, mas não têm resistência. Os músculos mobilizadores auxiliam em movimentos rápidos ou balísticos e produção de força elevada. Com o tempo e o uso, tendem a se retesar e encurtar. Exemplos incluem os isquiotibiais, o piriforme e os romboides.

O princípio de ação de um músculo, o encurtamento, em que as inserções musculares se aproximam umas das outras, é chamado de contração concêntrica. Como é produzido movimento articular, as contrações concêntricas são também consideradas contrações dinâmicas. Um exemplo é, ao segurar um objeto, em que o bíceps braquial se contrai de modo concêntrico, a articulação do cotovelo se flexiona e a mão se move em direção ao ombro.

---

* *É importante ressaltar que todos os músculos esqueléticos são estabilizadores ou mobilizadores – dependendo do movimento e da posição do corpo em que os músculos estão reagindo no momento.*

Um movimento é considerado como sendo de contração excêntrica quando o músculo pode exercer força enquanto se alonga. Tal como acontece com a contração concêntrica, porque é produzido movimento articular, ele também é chamado de contração dinâmica. Os filamentos de actina são puxados para mais longe do centro do sarcômero, efetivamente alongando-o.

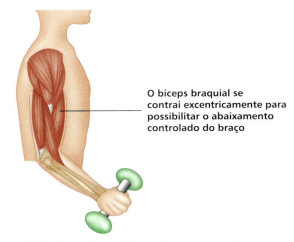

Figura 2.9 Um exemplo de contração excêntrica é a ação do bíceps braquial quando o cotovelo é estendido para abaixar um objeto pesado. Neste exemplo, o bíceps braquial está controlando o movimento alongando-se gradualmente a fim de resistir à força da gravidade.

Quando um músculo age sem se mover, é produzida força, mas seu comprimento permanece inalterado. Isso é conhecido como contração isométrica (estática).

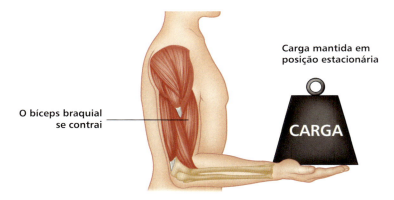

Figura 2.10 Exemplo de contração isométrica (estática), em que é segurado um objeto pesado, com o cotovelo estacionário e flexionado a 90°.

Alavancas

Uma alavanca é um dispositivo de transmissão de força (mas não de produção) e consiste em uma barra rígida que se desloca sobre um ponto fixo (ponto de apoio). Mais especificamente, a alavanca consiste em uma força, uma resistência, uma barra rígida e um ponto de apoio. Em conjunto, os ossos, as articulações e os músculos formam um sistema de alavancas no corpo, em que as articulações atuam como o ponto de apoio, os músculos aplicam a força e os ossos suportam o peso da parte do corpo a ser movida. As alavancas são classificadas de acordo com a posição do ponto de apoio, resistência (carga) e relação das forças entre si.

Na alavanca de primeira classe, a força e a resistência estão localizadas em lados opostos do ponto de apoio. Na alavanca de segunda classe, a força e a resistência estão localizadas no mesmo lado do ponto de apoio, e a resistência situa-se entre o ponto de apoio e a força. Por fim, na alavanca de terceira classe, a força e a resistência estão localizadas no mesmo lado do ponto de apoio, mas a força atua entre o ponto de apoio e a resistência; esse é o tipo mais comum de alavanca no corpo humano.

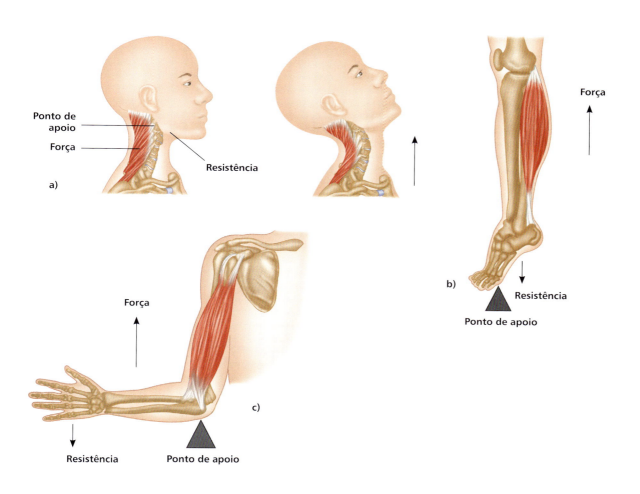

Figura 2.11 Exemplos de alavancas no corpo humano: (a) alavanca de primeira classe, (b) alavanca de segunda classe e (c) alavanca de terceira classe.

Produção de força

A resistência do músculo esquelético se reflete na sua capacidade de produzir força. Se um halterofilista é capaz de levantar 75 kg, seus músculos são capazes de produzir força suficiente para levantar 75 kg. Mesmo quando não está tentando levantar um peso, os músculos ainda devem produzir força suficiente para deslocar os ossos ao qual estão inseridos. Diversos fatores estão envolvidos nessa capacidade de produzir força, incluindo a quantidade e o tipo de unidades motoras ativadas, o tamanho do músculo e o ângulo da articulação.

Inibição recíproca

A maior parte dos movimentos envolve o esforço combinado de dois ou mais músculos, com um músculo atuando como o motor primário. A maior parte dos motores primários geralmente tem um músculo sinérgico para auxiliá-la. Além disso, a maior parte dos músculos esqueléticos tem um ou mais antagonistas que realiza a ação oposta. Um bom exemplo pode ser a abdução do quadril, em que o glúteo médio atua como o motor primário, o tensor da fáscia lata atua como sinérgico e os adutores do quadril atuam como antagonistas, sendo reciprocamente inibidos pela ação dos agonistas.

A inibição recíproca (IR) é um fenômeno fisiológico em que há uma inibição automática de um músculo, quando seus antagonistas se contraem. Sob circunstâncias especiais, tanto os agonistas quanto os antagonistas podem se contrair em conjunto, o que é conhecido como cocontração.

Músculos envolvidos na respiração

A respiração é uma parte vital da vida e do esporte, mas desempenha um papel particularmente importante no pilates e na yoga. Assim, vale a pena observar os principais músculos esqueléticos envolvidos.

1. Diafragma

O diafragma é o principal músculo inspiratório. A contração do músculo faz com que a cúpula do diafragma desça, de modo que ocorra um alargamento das dimensões do tórax em todas as direções. O diafragma contribui para a estabilidade da coluna vertebral por meio de um aumento na pressão intra-abdominal. Associado ao transverso do abdome, trabalha continuamente para controlar o movimento do tronco e melhorar o padrão respiratório durante o movimento, em particular envolvendo os membros.

2. Intercostais

A camada mais externa dos músculos intercostais é responsável pela expansão lateral do tórax e pela estabilização das costelas durante a inspiração. Profundamente a eles, os intercostais internos têm uma ação oposta na expiração forçada durante o exercício. Os intercostais têm uma conexão anatômica estreita com os músculos oblíquos interno e externo.

3. Músculos abdominais

Este é o principal grupo muscular envolvido na expiração forçada. Estes músculos alteram a pressão intra-abdominal para auxiliar no esvaziamento dos pulmões e para transmitir a pressão produzida pelo diafragma. A pressão intra-abdominal é a pressão criada no interior do tronco, no cilindro fechado composto pelo diafragma, assoalho pélvico e parede abdominal. A maior pressão aumenta a estabilidade do tronco e da pelve.

4. Músculos do assoalho pélvico

Trata-se de um grupo de músculos e tecidos moles que compõe a base da cavidade abdominopélvica. O grupo atua na manutenção da pressão intra-abdominal e na transferência da estabilidade criada pelo processo respiratório. Suas principais funções, porém, são apoiar os órgãos pélvicos internos e ajudar a manter a continência.

5. Outros grupos musculares

Outros grupos musculares atuam com os músculos respiratórios principais, mas são ativados quando o exercício ou *asana* se torna exigente, ou quando há uma mudança de posição durante o exercício ou *asana*. São necessários para estabilizar as partes do corpo a fim de intensificar a ação respiratória.

Os músculos escalenos auxiliam na inspiração profunda por meio da fixação das costelas I e II, e ao mantê-las fixadas durante a expiração à contração dos músculos abdominais. O esternocleidomastóideo eleva o esterno e aumenta a dimensão anterior e posterior do tórax durante a inspiração moderada a profunda, se a região cervical da coluna vertebral for mantida estável. O serrátil anterior ajuda a expandir lateralmente a caixa torácica na inspiração, se as escápulas estiverem estabilizadas.

Os peitorais atuam na inspiração forçada a elevar as costelas, embora a escápula precise ser estabilizada pelo trapézio e pelo serrátil anterior para evitar que fique alada. O latíssimo do dorso está envolvido na inspiração e expiração forçada. O eretor da espinha auxilia na respiração, estendendo a porção torácica da coluna vertebral e elevando a caixa torácica. O quadrado lombar estabiliza a costela XII para evitar sua elevação durante a respiração.

Articulações sinoviais

Os Capítulos 3 a 10 descrevem em detalhes a função dos grupos musculares e articulações sinoviais em relação ao movimento. As articulações têm duas funções: manter os ossos unidos e dar mobilidade ao esqueleto. As articulações imóveis (sinartroses) e ligeiramente móveis (anfiartroses) são encontradas principalmente no esqueleto axial, em que a estabilidade da articulação é importante para proteger os órgãos internos. As articulações sinoviais são livremente móveis (diartrodiais); assim, são encontradas predominantemente nos membros, em que é necessária uma maior amplitude de movimento. Têm diversas características distintivas: cartilagem articular (hialina) recobrindo as extremidades dos ossos que formam a articulação; cavidade articular preenchida com líquido sinovial lubrificante (um líquido lubrificante que constitui uma película que reduz o atrito); ligamentos colaterais ou acessórios que conferem reforço e força; bolsas, sacos preenchidos por líquido que fornecem amortecimento; bainhas tendíneas que envolvem tendões sujeitos a atrito a fim de protegê-los. Algumas articulações sinoviais contam com discos articulares ou meniscos (p. ex.: joelho), que atuam como amortecedores. Os seis tipos de articulação sinovial são:

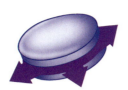

Plana ou deslizante
O movimento ocorre quando duas superfícies geralmente planas ou ligeiramente curvadas deslizam uma sobre a outra. Exemplos: articulação acromioclavicular e articulação sacroilíaca.

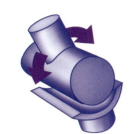

Gínglimo ou em dobradiça
O movimento ocorre em torno de apenas um eixo, o transverso, como na dobradiça da tampa de uma caixa. Uma protrusão de um osso se encaixa em uma superfície articular côncava ou cilíndrica de outro osso, possibilitando a flexão e a extensão. Exemplos: articulações interfalângicas, cotovelo e joelho.

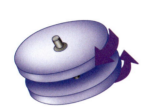

Trocoide ou em pivô
O movimento ocorre em torno de um eixo vertical, como a dobradiça de uma porta. Uma superfície articular mais ou menos cilíndrica do osso se projeta para dentro e gira no anel formado por um osso ou ligamento. Exemplo: a articulação entre o rádio e a ulna no cotovelo.

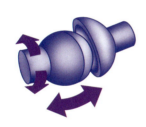

Esferoide ou enartrose (bola e soquete)
Consiste em uma "bola" formada pela cabeça esférica ou hemisférica de um osso que gira dentro do "soquete" côncavo de outra, possibilitando a flexão, a extensão, a adução, a abdução, a circundução e a rotação. Assim, são multiaxiais e possibilitam a maior amplitude de movimento de todas as articulações. Exemplos: as articulações do ombro e do quadril.

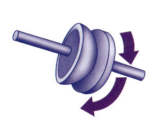

Condilar
Tem uma superfície articular esférica ou elipsoide que se encaixa em uma concavidade correspondente. Possibilita a flexão, a extensão, a abdução e a adução, que, combinadas entre si, produzem a circundução. Exemplo: o punho, as articulações metacarpofalângicas dos dedos (mas não o polegar).

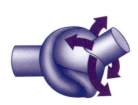

Selar
As superfícies articulares têm áreas côncavas e convexas; assim, assemelham-se a duas "selas" que se unem, acomodando a superfície convexa de uma à superfície côncava da outra. Possibilitam ainda mais movimento do que as articulações condilares, como a "oposição" do polegar aos outros dedos. Exemplo: articulação carpometacarpal do polegar.

Coluna vertebral 3

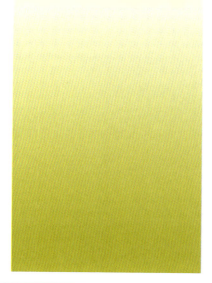

Do ponto de vista mecânico, a coluna vertebral é o "centro do universo" do corpo. É humanamente impossível mover o corpo no espaço sem a ajuda da coluna vertebral, curvar-se, virar-se, ficar em pé ou mover a cabeça para ver algo.

As funções da coluna vertebral são a **sustentação**, o **equilíbrio**, a **conexão**, a **proteção** e o **movimento**. Ela sustenta e equilibra a postura ereta. A coluna vertebral conecta os membros inferiores aos superiores. Protege a medula espinal, que se funde com o encéfalo. Juntamente às costelas, com as quais se articula, a coluna vertebral protege o coração e os pulmões.

COLUNA VERTEBRAL

As ações (movimentos articulares) ocorrem nos três planos, movendo a cabeça e o tronco. As ações são diferentes das "funções" articulares (página 31). As ações articulares da coluna vertebral são a **flexão**, a **extensão**, a **hiperextensão**, a **flexão lateral para a direita e esquerda** e a **rotação para a direita e esquerda**. Cada parte da coluna vertebral exerce algumas ações melhor do que outras.

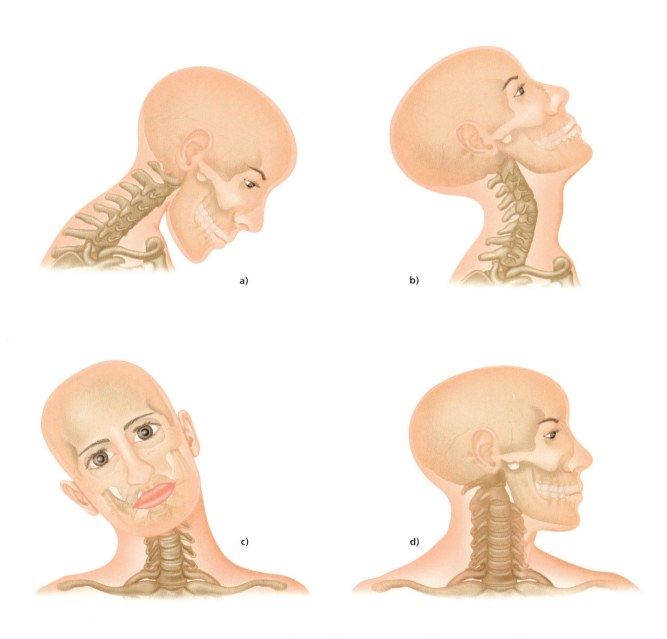

Figura 3.1 Movimentos do pescoço; (a) flexão, (b) hiperextensão, (c) flexão lateral, (d) rotação.

Coluna vertebral

A coluna vertebral é dividida nas partes **cervical**, **torácica**, **lombar**, **sacral** e **cóccix**. Cada uma delas tem suas próprias especialidades.

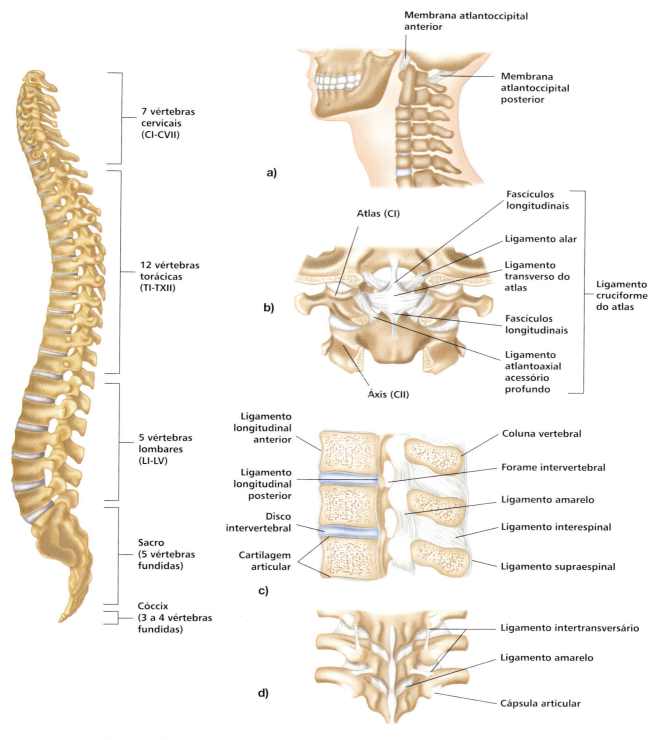

Figura 3.2 Coluna vertebral; (a) articulação atlantoccipital, (b) articulação atlantoaxial, (c) articulações entre os corpos vertebrais e (d) articulações entre os arcos vertebrais.

A principal região cervical (CIII-CVII) é a mais móvel, apenas ligeiramente limitada na inclinação para o lado (flexão lateral). Essas vértebras são pequenas e finas; portanto, são fáceis de mover.

As vértebras CI (o atlas) e CII (o áxis) são mais específicas. CI se articula com o crânio criando a **articulação atlantoccipital** (Figura 3.2a), em que podem ocorrer apenas a flexão e a extensão (o movimento do "sim"). CI e CII se unem formando a **articulação atlantoaxial** (Figura 3.2b), em que ocorre a rotação (o movimento de "não").

As doze vértebras torácicas podem realizar todas as ações da coluna vertebral, mas estão restringidas na hiperextensão por causa dos processos espinhosos. Os processos espinhosos são a parte óssea da coluna vertebral que pode ser identificada nas costas; na região torácica, esses processos são longos e majoritariamente dirigidos para baixo, o que limita a "inclinação para trás". As cinco grandes e pesadas vértebras lombares são limitadas em rotação e o sacro pouco se move após a puberdade. Essas limitações que ocorrem naturalmente são causadas pelas diferentes formas dos ossos que podem reduzir a amplitude do movimento.

As curvas dessas áreas são necessárias para equilibrar o peso da cabeça, a cavidade torácica, os órgãos sexuais e a pelve (Figura 3.2). Esse é um engenhoso exemplo do contrapeso contra a força da gravidade.

Região cervical

A região cervical (pescoço), com sua curva anterior rasa e sete vértebras, equilibra a cabeça e possibilita que ela se vire e olhe para o que, quem ou onde quiser. No entanto, por ser a parte mais móvel e equilibrar o crânio, que pesa de 7 a 9 kg, deve manter um equilíbrio constante. Qualquer desvio da carga afetará não só a área cervical, mas todo o restante da coluna vertebral.

As crianças aprendem a equilibrar a cabeça conforme as curvaturas da coluna vertebral se formam. Retire o apoio da parte de trás das costas de um bebê de poucos meses e o peso de sua cabeça e tórax fará com que ele caia para a frente. Isso ocorre porque os músculos necessários para conceber as curvaturas cervicais, torácicas e lombares, que se contrabalanceiam entre si, ainda estão sendo desenvolvidos. Quando essa força é estabelecida pelos movimentos de chutar, chorar e mover os braços (o choro, mesmo que sejam somente gemidos, desenvolve os músculos mais profundos da respiração, que auxiliam a coluna vertebral), o bebê é capaz de manter sua cabeça erguida pela força dos músculos da coluna vertebral e pelos ligamentos que agem nessas curvaturas. Conforme o crescimento continua, esse delicado ato de equilíbrio muda, dependendo de como a pessoa se senta, fica em pé, deambula, desempenha suas funções e dorme. Nessa fase de tensão, o estresse sobre o equilíbrio mecânico do pescoço é eminente.

O estresse afeta essa área por vários meios, especialmente pelo tensionamento dos músculos do ombro e do pescoço. Isso pode mudar a postura, comprimir os discos vertebrais e desalinhar a coluna vertebral. A amplitude de movimento ativa pode aliviar a tensão e é a chave para um pescoço saudável; uma massagem pode ajudar. Isso soa tão simples, tratando-se de uma área extremamente complexa. Uma pequena interrupção em um determinado ponto das 24 vértebras que se articulam e dos 31 pares de nervos espinais pode paralisar o corpo pelo resto da vida.

Músculos cervicais

A maior parte dos músculos da parte anterior do pescoço flexiona a parte cervical da coluna vertebral, trazendo a cabeça para baixo. Quando se está em pé ou sentado, existe o auxílio da força da gravidade; o peso da cabeça ajuda. Isso pode causar fraqueza nos músculos antagonistas, os extensores, caso se torne habitual. A forte tração do grande músculo **esternocleidomastóideo**, junto dos pequenos músculos mais profundos (**longo do pescoço**, **longo da cabeça** e **reto anterior da cabeça**), pode puxar a cabeça para baixo, bem como sustentar seu peso.

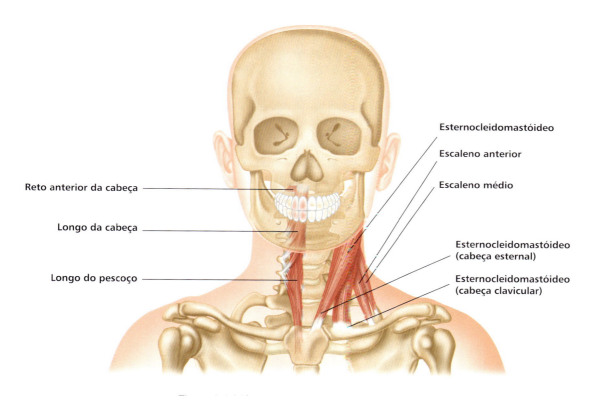

Figura 3.3 Músculos da parte anterior do pescoço.

Os extensores, que estão na parte posterior do pescoço, devem se contrair concentricamente para levantar a cabeça. Estender a parte superior da coluna vertebral é função para muitos músculos: os **esplênios**, os **escalenos**, o **eretor da espinha** da parte superior da coluna vertebral, o **semiespinal**, os **músculos posteriores profundos** e os **oblíquos da cabeça**, e até mesmo o **trapézio**. Esses músculos também fazem a flexão lateral (junto do **levantador da escápula**) ou rotação do pescoço, de modo que são fáceis de fortalecer por causa das muitas ações que desempenham. (O trapézio é abordado mais especificamente no Capítulo 5.)

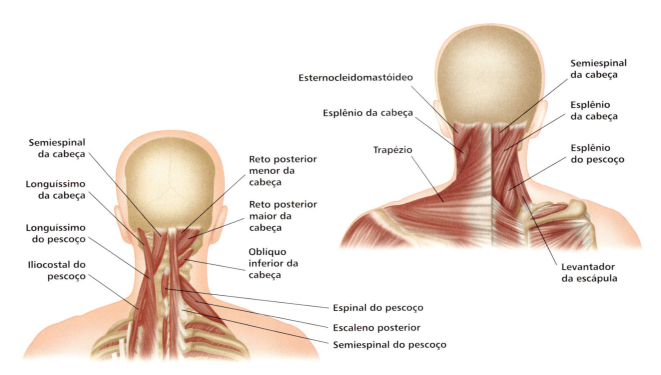

Figura 3.4 Músculos da parte posterior do pescoço.

Estresse da parte cervical da coluna vertebral

Ao analisar os movimentos usuais das pessoas, é possível perceber que elas realizam excessivamente a flexão do pescoço, ou inclinação da cabeça para a frente. Este geralmente é um movimento inconsciente, mas uma posição que muitas vezes é mantida por um período prolongado. Ao observar alguém andando, pode-se perceber o quanto ele olha para baixo. A pessoa provavelmente está olhando para onde pisa, mas depois de um tempo isso se torna um hábito, particularmente em idosos. Outros deixam sua cabeça pendida porque os músculos dos ombros ou das costas são fracos. Outros ainda escondem o tórax e arredondam os ombros, trazendo a cabeça para a frente. Os alunos sentam e estudam, leem e escrevem com a cabeça para baixo. Na verdade, quem lê geralmente olha para baixo para visualizar o texto, não movendo seus olhos, mas baixando a cabeça. Quando sentado em frente ao computador e olhando para o monitor, em que posição está a cabeça? A maior parte das empresas não acomoda seus funcionários posicionando o monitor ao nível dos olhos; ele está muito alto, muito baixo ou é muito pequeno, forçando o pescoço e os olhos. Em casa, as pessoas fazem o mesmo.

Os corpos começam a compensar por várias razões; o estresse físico sobre as articulações da parte cervical e torácica alta da coluna vertebral se acumula ao longo do tempo. Isso pode levar a desconforto, dor e/ou desgaste das articulações. Se a flexão for constante, a parte posterior da coluna vertebral irá se alongar, enquanto a anterior irá se comprimir. Se a cabeça for mantida muito elevada, acontecerá o oposto.

EXERCÍCIOS DE ALONGAMENTO E AMPLITUDE DE MOVIMENTO DA PARTE CERVICAL DA COLUNA VERTEBRAL

O alongamento pode ajudar a alcançar o movimento desejado do pescoço em todos os planos. Isso também aliviará os músculos tensos.

Recomendam-se os exercícios de nível I a seguir:

1. Usando o chão como uma forte base de apoio, deite-se em decúbito dorsal com a cabeça apoiada no chão. Alongue a área cervical, trazendo o queixo ligeiramente mais perto da garganta. Deixe que o peso da cabeça repouse no chão. Role a cabeça para um lado e deixe-a cair, realizando uma respiração completa, então role a cabeça para o outro lado sem levantá-la do chão. Solte os ombros e relaxe na expiração.

2. Sente-se ou fique em pé na frente de um espelho. Feche os olhos e centralize a cabeça; em seguida, abra os olhos e veja onde ela efetivamente está. Usando o espelho, tente centralizá-la diretamente entre os ombros, com eles simétricos. Comece a levar a cabeça por toda a amplitude de movimento: flexão, extensão, flexão lateral para a direita e para a esquerda, e rotação para a direita e para a esquerda. Não permita que o pescoço se hiperestenda ou que os ombros se levantem.

3. Use a mão esquerda para levar a cabeça em flexão lateral para a esquerda, enquanto a mão direita ajuda a segurar o ombro direito para baixo. Segure e use a expiração para relaxar; repita do outro lado.

Para progredir, tente os exercícios a seguir.

4. *Inversões avançadas* (nível III)
   Encontre uma posição em que a cabeça possa pender com a força da gravidade, e não contra ela. Isso significa inverter o corpo ("ficar de ponta-cabeça"). Inclinar o tronco para a frente enquanto estiver em pé (sempre flexione ligeiramente os joelhos, de modo que a região lombar não seja sobrecarregada), pendurar-se pelos joelhos ou tornozelos em uma barra (isso não é aconselhável para todos) ou fazer uma parada de mão coloca a cabeça nesta posição. A área cervical irá se alongar com a gravidade se não precisar sustentar o peso da cabeça.

Muitas pessoas se queixam de fraqueza no pescoço ao fazer uma aula de pilates. Isso geralmente ocorre porque os músculos abdominais ainda não são fortes o suficiente para ajudar a tracionar o tronco para a frente, e os músculos da região anterior do pescoço precisam se contrair vigorosamente para manter a cabeça erguida. Conforme a força dos músculos abdominais aumenta, os músculos do pescoço podem atuar de modo mais eficiente. Os fortes flexores da coluna vertebral (abdominais) são o foco dos exercícios do *core* no Capítulo 4.

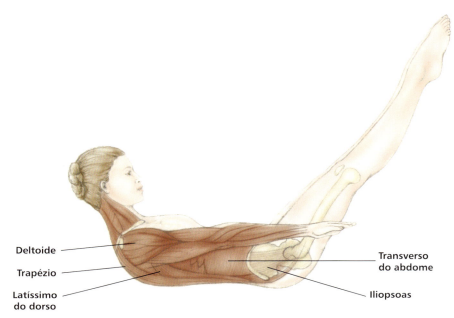

Figura 3.5 Posição da parte cervical da coluna vertebral no exercício Cem (*Hundred*) do pilates.

TÉCNICA

No pilates de solo, a partir do decúbito dorsal, a cabeça é trazida para cima e para a frente (flexionada), conforme o tronco também flexiona. Com a gravidade como a força de resistência, fortalecem-se os músculos abdominais que flexionam as porções torácica e lombar da coluna vertebral, bem como os flexores do pescoço.

Com a cabeça devidamente equilibrada no topo das vértebras cervicais e o pescoço fortalecido, a próxima seção da coluna vertebral pode ser abordada.

Região torácica

Suas doze vértebras fazem desta a maior parte da coluna vertebral, que se curva posteriormente (cifose). Essa curvatura possibilita o equilíbrio e a sustentação da cavidade torácica. Imagine a articulação das doze vértebras torácicas com as doze costelas nas costas, e a circunferência das costelas conforme elas transitam ao redor do corpo até a frente, conectando-se ao **esterno** (osso entre as mamas). Apenas as duas costelas mais inferiores, as **costelas flutuantes**, não se conectam na porção anterior. A cavidade criada abriga o coração e os pulmões.

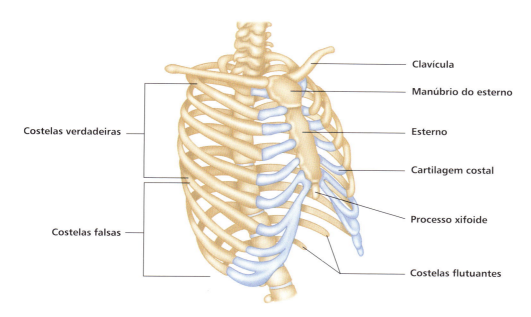

Figura 3.6 A cavidade torácica abriga o coração e os pulmões.

A curvatura para trás das vértebras torácicas é natural para a maior parte dos indivíduos, mas os fatores a seguir podem pronunciá-la:

1. Músculos da parte superior das costas fracos
2. Músculos do tórax encurtados
3. Peso do tórax
4. Fadiga
5. Preguiça

Essas condições, somadas à força da gravidade, podem aumentar a cifose, fazendo com que a pessoa pareça caída ou arredondada para a frente.

Exercício e movimento: abordagem anatômica

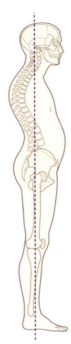

Figura 3.7 A hipercifose, uma condição que leva uma pessoa a parecer caída ou arredondada para a frente.

Músculos torácicos

O **eretor da espinha**, o **semiespinal do tórax** e os **grupos musculares posteriores profundos** são os principais responsáveis pela extensão da coluna vertebral, que compõem a posição ortostática.

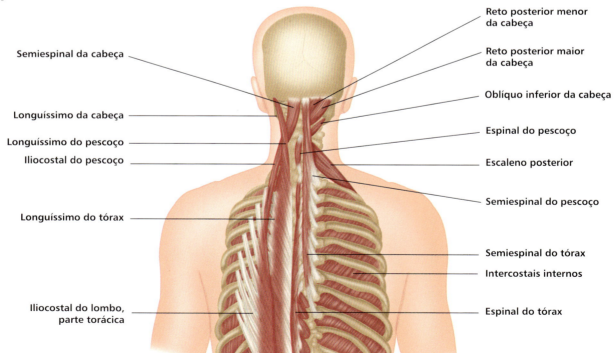

Figura 3.8 Músculos da parte superior da coluna vertebral.

EXERCÍCIOS DE ALONGAMENTO E DE AMPLITUDE DE MOVIMENTO DA PARTE TORÁCICA DA COLUNA VERTEBRAL

Os melhores programas de exercício para manter a coluna alongada são a yoga e o balé. **As pessoas que praticam yoga apresentam melhora na flexibilidade, no equilíbrio, na força, na circulação, na postura e na respiração.**

A yoga é, provavelmente, a modalidade mais praticada no mundo, mas ainda rejeitada por muitos. Isso geralmente é decorrente do "estigma" cultural ou religioso que as pessoas relacionam a ela. Esqueça isso; seus benefícios duradouros são muito importantes.

Os músculos são responsáveis pelo movimento dos ossos. Eles fazem isso melhor quando não precisam arcar com o ônus do peso. A postura ereta lhes possibilitará fazer seu trabalho de modo eficiente, sem estresse.

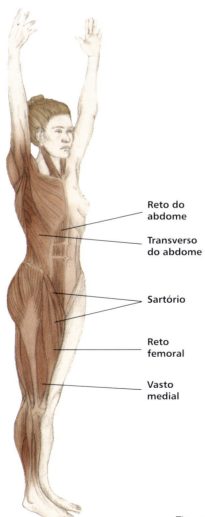

Quando um instrutor de yoga explica o giro dos ombros, ou "trazer os ombros para trás e para baixo com as escápulas deslizando para baixo ao longo da coluna vertebral", o tronco é estendido. As **escápulas** são ligeiramente aduzidas (aproximadas da coluna vertebral), acionando o **trapézio** e os **romboides**. Este também é um conceito central no pilates e útil em qualquer modalidade de exercício. O tórax e as costelas estão abertos e relaxados, não "empurrados para fora", com o abdome ligeiramente para dentro e elevado. Nessa posição, a coluna vertebral pode **respirar**, de certo modo: as vértebras estão alinhadas umas sobre as outras, com os discos intervertebrais não comprimidos. Suas curvaturas estão equilibradas, flexíveis e em simetria uma com a outra. Com a prática desse trabalho postural sentado, em pé ou ao deambular, é possível sentir a diferença.

- Reto do abdome
- Transverso do abdome
- Sartório
- Reto femoral
- Vasto medial

Figura 3.9 Coluna vertebral flexível e estendida.

COLUNA VERTEBRAL

Exercício e movimento: abordagem anatômica

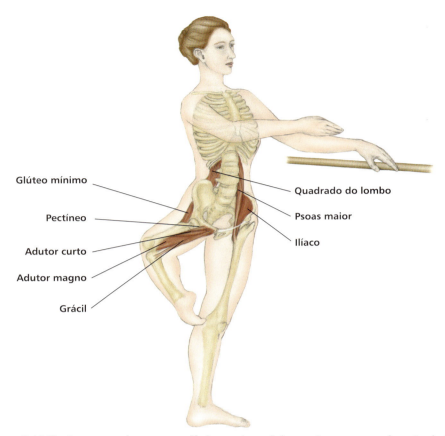

Figura 3.10 Posturas em pé para o equilíbrio, apoio e alinhamento para o movimento de *barre* do balé (nível I).

TÉCNICA

Permaneça em apoio unipodal e leve a outra perna à posição de *passe* (joelho flexionado, quadril rotacionado externamente, pé apontado para a parte medial do joelho da perna que está apoiada). Mantendo os quadris nivelados, é possível manter-se equilibrado enquanto fortalece as pernas e o *core*. Para aumentar a dificuldade, segure-se na barra ou apoie-se em uma parede e fortaleça a perna de apoio fazendo *pliés* e *relevés* (flexione o joelho, elevando o corpo até ficar sobre a antepé). Sempre mantenha o joelho posicionado sobre os dedos do pé.

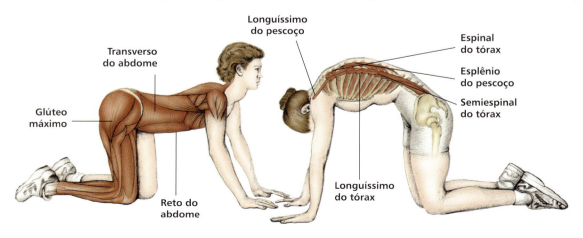

Figura 3.11 Posturas ajoelhadas, para alongamento e flexibilidade; (a) "cão", (b) "gato" (nível I).

> **TÉCNICA**
>
> Posição de **cão** ou **vaca** da yoga: Comece na posição de quatro apoios sobre as mãos e joelhos, com os punhos sob os ombros e os quadris sobre os joelhos. Arqueie (desabe) a parte lombar da coluna vertebral e permita que o cóccix e a cabeça se elevem um pouco. Faça isso em uma inspiração, elevando um pouco os músculos abdominais para a sustentação e tracionando as escápulas uma contra a outra.
>
> Posição de **gato**: Ainda sobre as mãos e joelhos, arredonde as costas em flexão da coluna vertebral, deixando o cóccix e a cabeça descerem. Expire enquanto traciona os músculos abdominais para cima e separe as escápulas.

POSTURAS EM DECÚBITO VENTRAL PARA A FLEXIBILIDADE E FORÇA MUSCULAR

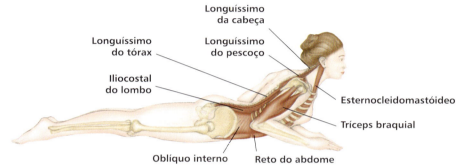

Figura 3.12 Postura da cobra (*Bhujangasana*) para a parte superior das costas (nível I).

> **TÉCNICA**
>
> O exercício da **cobra** é voltado ao fortalecimento da parte posterior da região superior da coluna vertebral. Deitado no chão em decúbito ventral, eleve a parte superior do corpo, mantendo a cabeça alinhada com a coluna vertebral. As mãos devem permanecer sob os ombros, com o cotovelo ao longo dos lados das costelas. Não empurre com as mãos; permita que os extensores da coluna vertebral desempenhem a ação. A pelve deve ficar em contato com o chão.

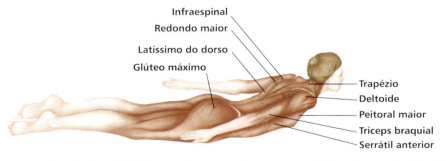

Figura 3.13 Postura do gafanhoto (*Salabhasana*) para a parte superior e inferior das costas (nível II).

> **TÉCNICA**
>
> O **gafanhoto** começa fortalecendo os músculos da parte inferior, bem como da parte superior da coluna vertebral. Quando as pernas são elevadas, fortalece também o glúteo máximo e os isquiotibiais. Leve os braços distalmente nas laterais do corpo, com os membros superiores e inferiores elevados do chão. Não hiperestenda o pescoço.

COLUNA VERTEBRAL

Exercício e movimento: abordagem anatômica

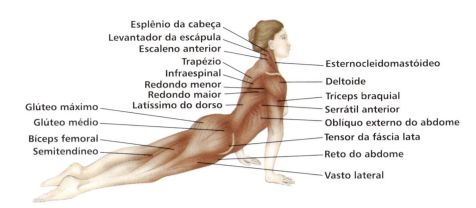

Figura 3.14 Postura do cachorro olhando para cima (*Urdhva mukha svanasana*) (nível III).

TÉCNICA

O **cachorro olhando para cima** é um exercício de nível elevado, por causa do estresse sobre os braços e região lombar da coluna vertebral. Em decúbito ventral, a parte superior do corpo se hiperestende enquanto os braços se alongam e as mãos são pressionadas no chão. Se os abdominais forem acionados, a pelve pode ser elevada do chão. Os tornozelos estão em flexão plantar. Olhar para a frente irá reduzir o estresse sobre a área cervical da coluna vertebral.

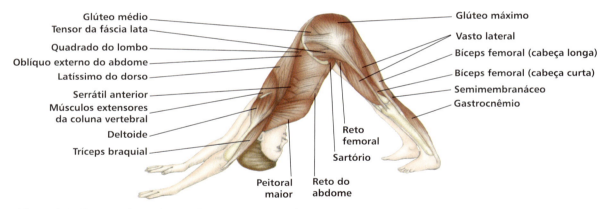

Figura 3.15 Postura do cachorro olhando para baixo (*Adho mukha svanasana*) (dependendo da posição, níveis I-III).

TÉCNICA

O **cachorro olhando para baixo** é um dos exercícios mais eficientes da yoga. Ele alonga a coluna vertebral, os isquiotibiais e as panturrilhas, envolve o *core* e fortalece os músculos do ombro. Em decúbito ventral, comece na posição de quatro apoios sobre as mãos e os joelhos.
Nível I: com o tornozelo em dorsiflexão e dedos do pé hiperestendidos, mantenha o cóccix elevado e leve os braços para a frente no chão, abrindo bem os dedos.
Nível II: levante os joelhos do chão, mas mantenha-os flexionados enquanto empurra o peso do corpo na direção das pernas. Deixe a cabeça pender entre os braços.
Nível II-III: assuma a posição de nível II. Estenda os joelhos, leve o cóccix para o alto enquanto retira o peso dos braços e o leve na direção das coxas. Mantenha os ombros afastados das orelhas, tracionando as escápulas para baixo, rotacionando lateralmente os ombros. Deixe a cabeça pender livremente. Sinta o apoio de ambas as mãos e pés e acione o *core* (ilustração).

POSTURAS EM DECÚBITO DORSAL PARA A FLEXIBILIDADE E FORÇA MUSCULAR

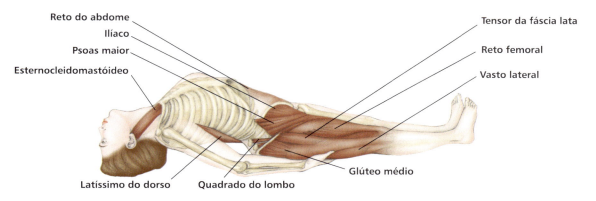

Figura 3.16 Postura do peixe (*Matsyasana*) (mostrado nível II). Para o nível III, levante os braços em direção ao teto.

TÉCNICA

Em decúbito dorsal, estenda o corpo e coloque as mãos sob o cóccix com os braços alongados. Levante o esterno e permita que a parte torácica da coluna vertebral se hiperestenda do chão. A cabeça deve ser equilibrada no chão, assim como o cóccix. O uso de um cobertor sob TIV-TVII para bloquear ou apoiar horizontalmente ajudará a manter a postura. Algumas pessoas também podem precisar de um cobertor ou apoio sob a cabeça ou joelhos. A postura do peixe abre o tórax e fortalece as costas.

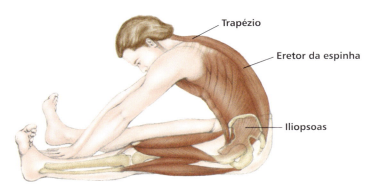

Figura 3.17 Alongamento da coluna vertebral (*spine stretch*) do pilates (nível I).

TÉCNICA

O **alongamento da coluna vertebral** (*spine stretch*) no pilates é feito em uma posição com as pernas levemente afastadas uma da outra, com os tornozelos dorsiflexionados. Comece sentado contra a parede com a coluna ereta e os braços para a frente. Conforme arredonda a coluna flexionando-a para a frente (flexão anterior), tracione os músculos abdominais em direção à parede; a parte inferior das costas não deve desencostar da parede. Role para cima, de volta, uma vértebra de cada vez, até endireitar-se.

Na sala de musculação, o **levantamento bom-dia** (*good morning*) trabalha a coluna vertebral em constante contração dos músculos extensores.

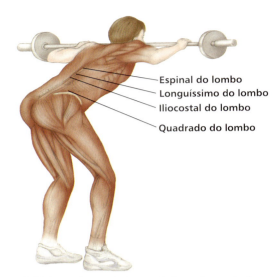

Figura 3.18 Levantamento bom-dia (*good morning*).

TÉCNICA

Usando uma amplitude de movimento completa, controlada e lenta, abaixe o tronco em direção ao chão, flexionando na cintura, mantendo as costas eretas, com os quadris e joelhos ligeiramente flexionados. Retorne elevando o tronco até que este esteja sobre as pernas. Inspire ao elevar-se. Este exercício pode ser repetido em 2 a 3 séries, de 8 a 12 repetições.

Um segundo exercício, o **peso morto** (*deadlifts*), é um exercício popular entre os fisicultores, às vezes feito em preparação para o treino pesado. Mesmo que a ação principal de um agachamento peso morto seja a extensão do quadril e joelho contra a força da gravidade e do peso, um movimento secundário é a extensão da coluna vertebral; alguns dos músculos acionados estão descritos na Figura 3.19.

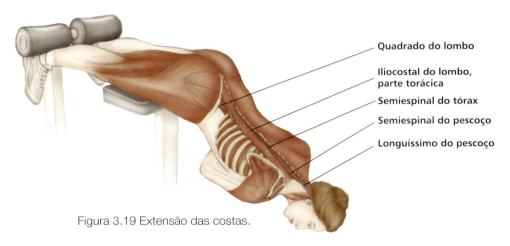

Figura 3.19 Extensão das costas.

TÉCNICA

Coloque o corpo na posição mostrada, permitindo que os quadris se flexionem sobre o banco. O tronco pode começar na posição baixa, esticada; a força do exercício está em levantar o tronco até a hiperextensão da coluna contra a resistência. Esse exercício é considerado de nível II ou III, dependendo da condição da região lombar da coluna vertebral. Se os discos lombares estiverem danificados, não faça este exercício.

EXERCÍCIOS DE FLEXIBILIDADE

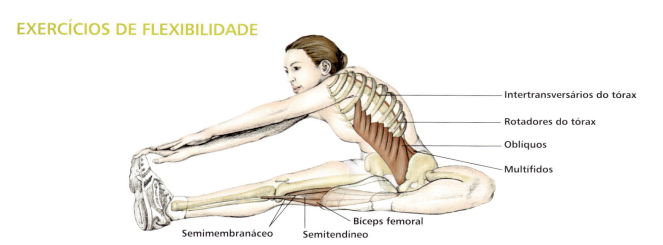

Figura 3.20 Alongamento sentado segurando uma das pernas (para a parte torácica da coluna vertebral).

TÉCNICA

Sente-se com uma perna estendida para o lado e os dedos do pé apontando para cima. Traga o pé da outra perna em direção ao joelho da perna estendida e deixe a cabeça estendida para a frente. Leve as duas mãos em direção à parte lateral dos dedos do pé, mantendo os ombros para baixo, afastados das orelhas. Flexione o joelho se os isquiotibiais estiverem muito encurtados.

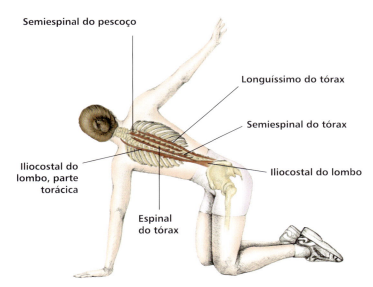

Figura 3.21 Rotação das costas em posição ajoelhada (para a parte torácica da coluna vertebral).

TÉCNICA

Ajoelhe-se no chão em posição de mesa e levante um braço. Em seguida, gire os ombros e o meio das costas enquanto olha para cima. Use um cobertor sob os joelhos para apoio, se necessário. As torções da coluna vertebral são excelentes para o alongamento e fortalecimento da coluna vertebral, bem como para a liberação de toxinas e estresse. Há muitos tipos de torções da coluna vertebral que podem ser feitos em pé, sentado, ajoelhado ou deitado em decúbito dorsal.

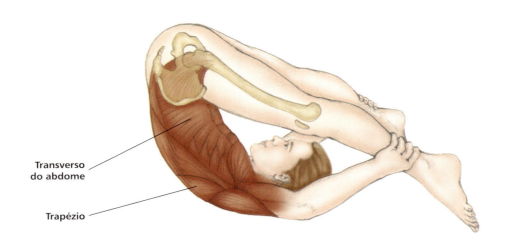

Figura 3.22 Balanço com as pernas afastadas (*open leg rocker*) do pilates para toda a coluna vertebral (nível III).

TÉCNICA

Comece sentado na posição de **mesa** ou **tesoura** (*table* ou *teaser*) do pilates, equilibrando-se ligeiramente atrás do cóccix. Coloque um cobertor sob os ísquios ou coluna vertebral, se necessário. O objetivo é rolar para trás sobre a coluna vertebral, uma vértebra de cada vez; não role sobre o pescoço, somente até a parte inferior a média da coluna vertebral. Se sentir incômodo na coluna vertebral, não role sobre a coluna; apenas trabalhe no equilíbrio sentado, se isso não levar a incômodos na parte inferior da coluna vertebral.

Este exercício é feito lentamente, por apenas 3 a 4 repetições, elevando-se à posição sentada em equilíbrio a cada rolamento. Isso também se torna um ótimo exercício para os músculos abdominais e psoas (ver Capítulo 4).

Nível II – joelhos flexionados
Nível III – joelhos estendidos

O movimento oposto da extensão no plano sagital é a flexão. Na região torácica da coluna vertebral, é realizado pela contração dos músculos abdominais. Tudo isso, junto às áreas lombar/sacral da coluna vertebral, é abordado no Capítulo 4.

Fim dos mitos sobre a parte cervical da coluna vertebral

Padrões comuns de posição do pescoço podem levar à disfunção

Normalmente, o pescoço está constantemente sendo usado em excesso: ao segurar a cabeça contra a força da gravidade ou rotacionando-a de algum modo. Mesmo em repouso, o pescoço é comprometido quando se deita em decúbito ventral. Padrões de movimentos aprendidos são difíceis de quebrar. As pessoas tendem a permitir que o pescoço, a área mais móvel da coluna vertebral, sofra o impacto das posições do corpo. **As vértebras cervicais precisam descansar em posição neutra. A melhor posição para dormir é em decúbito dorsal (deitado de costas), com a cabeça alinhada com a coluna vertebral.**

Usar extensivamente os braços pode enfraquecer a parte superior da coluna vertebral

O uso dos braços pode fortalecer as áreas relacionadas a eles, especificamente as porções cervical e torácica da coluna vertebral. No entanto, o uso extensivo (elevar, alcançar, arremessar, nadar por longos períodos de tempo) pode fadigar essas mesmas áreas, de modo que os músculos estabilizadores precisam ser devidamente acionados. Há exercícios específicos que podem resolver esta questão. **Os melhores exercícios de estabilização da coluna vertebral são as posturas de yoga, como a do cachorro olhando para baixo, em que a colocação correta da articulação do ombro e da cintura escapular alinha corretamente e aciona os músculos do pescoço e do tórax, enquanto são alongados.**

O tecido conjuntivo é o culpado pela perda da mobilidade

As lesões, a amplitude de movimento, a tensão e o posicionamento podem afetar o tecido conjuntivo entre as vértebras, às vezes levando à disfunção, dor e até mesmo degeneração ao longo do tempo. O pequeno tecido conjuntivo pode tornar-se inflamado, deslocado ou lacerado. Isso pode resultar em tecido cicatricial, levando à rigidez crônica. A condição é difícil de diagnosticar e tratar, mas não impossível. **A terapia manual pode ajudar a aliviar os problemas do tecido conjuntivo, bem como o uso de conscientização postural e exercícios corretos.**

Principais músculos envolvidos nos movimentos da coluna vertebral

Articulações atlantoccipital e atlantoaxial

Flexão
Longo da cabeça; reto anterior da cabeça; esternocleidomastóideo (fibras anteriores)

Extensão
Semiespinal da cabeça; esplênio da cabeça; reto posterior maior da cabeça; reto posterior menor da cabeça; oblíquo superior da cabeça; longuíssimo da cabeça; trapézio; esternocleidomastóideo (fibras posteriores)

Rotação e flexão lateral
Esternocleidomastóideo; oblíquo inferior da cabeça; oblíquo superior da cabeça; reto lateral da cabeça; longuíssimo da cabeça; esplênio da cabeça

Articulações intervertebrais (região cervical da coluna vertebral)

Flexão
Longo do pescoço; longo da cabeça; esternocleidomastóideo

Extensão
Longuíssimo do pescoço: longuíssimo da cabeça; esplênio da cabeça; esplênio do pescoço; semiespinal do pescoço: semiespinal da cabeça; trapézio; interespinais; iliocostal do pescoço

Rotação e flexão lateral
Longuíssimo do pescoço; longuíssimo da cabeça; esplênio da cabeça; esplênio do pescoço; multífidos; longo do pescoço; escaleno anterior; escaleno médio; escaleno posterior; esternocleidomastóideo; levantador da escápula; iliocostal do pescoço; intertransversários

Articulações intervertebrais (região torácica e lombar da coluna vertebral)

Flexão
Músculos da parede anterior do abdome

Extensão
Eretor da espinha; quadrado do lombo; longo do pescoço; interespinais; intertransversários; multífidos; rotadores do tórax; semiespinal do tórax

Rotação e flexão lateral
Iliocostal do lombo; iliocostal do tórax; multífidos; rotadores; intertransversários; quadrado do lombo; psoas maior; músculos da parede anterior do abdome

Core 4

O ***core*** do corpo recebe muita atenção, mas do que se trata realmente? Dependendo da fonte, pode ser qualquer coisa, desde os músculos abdominais até todo o tronco. Neste livro, será considerado como a área da parte lombar da coluna vertebral à pelve, geralmente chamada de *core* central. A parte inferior da coluna vertebral e a pelve são interdependentes; devem estar em equilíbrio e em alinhamento entre si para funcionar corretamente. Qualquer incongruência afetará outras áreas, desde a parte superior da coluna vertebral até os pés; essencialmente, todo o comprimento do corpo.

Região lombar da coluna vertebral

Existem cinco vértebras lombares (LI-LV), localizadas aproximadamente no centro do corpo. São maiores, mais espessas e, portanto, mais pesadas do que os outros ossos da coluna vertebral. Têm uma curva lordótica, ou seja, anteriorizada ou para a frente, que contrabalança a curva torácica posterior. Os discos intervertebrais (a cartilagem entre os ossos) têm um terço da espessura dos corpos vertebrais, o que possibilita uma maior mobilidade em flexão, extensão e inclinação lateral. A rotação é limitada, em razão das propriedades de projeção reta, comprimento curto e volume aumentado dos processos espinhosos posteriores, juntamente à orientação das facetas (superfícies de articulação dos processos vertebrais).

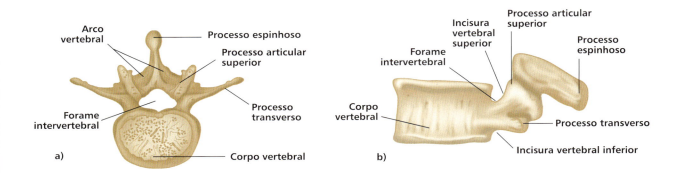

Figura 4.1 Vértebra lombar (LIII); a) vista superior, b) vista lateral.

Músculos lombares

Os músculos **abdominais** são o principal grupo muscular responsável pela flexão das partes lombar e torácica da coluna vertebral. Esta é a ação em que o tronco se inclina para a frente ou se enrola na posição fetal. Se alguém faz isso contra uma resistência, como a força da gravidade, os músculos se fortalecem. Cada um dos quatro músculos abdominais serão abordados separadamente, mas como uma unidade, por causa de sua localização e inserção na porção anterior da coluna vertebral. Eles são os principais responsáveis pela saúde da parte inferior das costas.

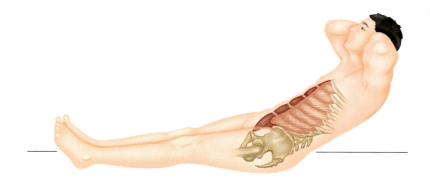

Figura 4.2 Exercício abdominal tradicional em decúbito dorsal.

Músculo abdominal nº 1: reto do abdome

Este músculo é o mais superficial (mais próximo da pele) e mais longo dos músculos abdominais, de modo que é o mais "visível". Suas fibras correm verticalmente e são estriadas na parte superior, produzindo a famosa aparência de "tanquinho". Na verdade, o "tanquinho" se deve apenas à aparência segmentada das fibras musculares, encontrada principalmente se a pessoa for muito magra.

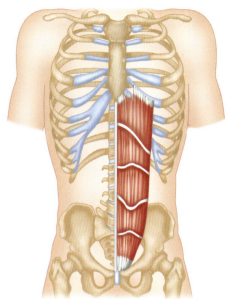

Figura 4.3 Reto do abdome.

Para fortalecer o músculo reto do abdome, devem-se fazer exercícios que **flexionem a coluna vertebral** contra a resistência, e realizá-los corretamente. Recomenda-se deitar em decúbito dorsal e curvar-se para cima, como ao sentar-se, flexionando a coluna com a gravidade como resistência. Trabalhar contra a resistência é o aspecto mais importante; ao flexionar para a frente a partir da posição ortostática ou sentada, a coluna está sendo flexionada, mas a gravidade está ajudando, não resistindo, de modo que os músculos abdominais não estão em um estado contraído forte o suficiente para aumentar a força muscular.

Se o músculo reto do abdome for acionado de modo correto, pode-se apoiar a parte inferior das costas e ajudar a estabilizar a pelve, levantando-a (este é um dos conceitos fundamentais do método pilates e, portanto, por que ele funciona). *Acionar* um músculo significa trabalhá-lo; trabalhá-lo significa contraí-lo. A **contração muscular** é a força, ou trabalho, que um músculo faz para produzir um movimento articular. O ventre muscular pode encurtar (**contração concêntrica**), alongar (**contração excêntrica**) ou ficar do mesmo comprimento (**contração isométrica**). Um músculo não é capaz de flexionar, ele pode apenas se contrair (uma articulação flexiona – cuidado com os "mitos sobre os músculos"). Além disso, **um músculo deve** *cruzar* **uma articulação para movê-la**. O músculo reto do abdome se contrai para produzir a flexão da coluna vertebral porque suas fibras se entrelaçam com as bainhas dos outros abdominais em sentido lateral-posterior, auxiliando, portanto, as áreas torácica e lombar da coluna vertebral. Suas principais inserções anteriormente estão nas costelas V a VII, bem como o processo xifoide na extremidade do esterno e a sínfise púbica. Esses pontos de inserção são aproximados quando o músculo se contrai concentricamente.

A maior parte dos músculos pode desempenhar mais de uma ação em uma determinada articulação. O músculo reto do abdome pode flexionar lateralmente a coluna vertebral (inclinar o tronco para o lado), bem como flexioná-la anteriormente. Ele faz a flexão lateral **ipsilateral** (o músculo reto do abdome direito flexiona a coluna vertebral para a direita, o músculo reto do abdome esquerdo faz o mesmo para a esquerda). Também auxilia os outros três músculos abdominais na compressão da região abdominal, que impede a hiperextensão da região lombar (a postura *sway back* envolve a hiperextensão excessiva).

No exercício abdominal tradicional, o reto do abdome se contrai concentricamente (encurta) para retirar o tronco do chão. Quando o tronco está alto o suficiente e os quadris podem ser envolvidos, os potentes flexores dos quadris podem ajudar ou, às vezes, assumem completamente o movimento. Portanto, a parte mais efetiva do exercício abdominal para a região do abdome propriamente dita é a primeira metade do exercício, quando os músculos abdominais tendem a estar mais bem isolados e a gravidade é mais eficaz.

Ao rolar de volta para baixo, o músculo reto do abdome se contrai excentricamente (alonga). O músculo ainda está se contraindo contra a resistência (gravidade) para evitar que as costas golpeiem o chão. Portanto, o músculo reto do abdome é o principal motor durante todas as fases do exercício abdominal tradicional (veja a Figura 4.2). Na Figura 4.4, a flexão da coluna vertebral é mostrada claramente, embora os músculos flexores não estejam sendo arduamente acionados neste movimento, uma vez que a gravidade está ajudando. Trata-se mais de um alongamento para os músculos posteriores.

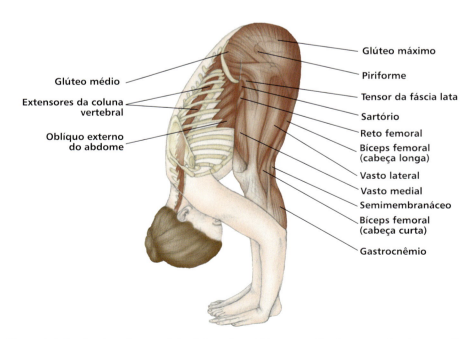

Figura 4.4 Flexão da coluna vertebral durante o *Uttanasana* (flexão para a frente, em pé).

EXERCÍCIOS DE FORTALECIMENTO DO MÚSCULO RETO DO ABDOME

1. *Inclinação lateral* (nível I)

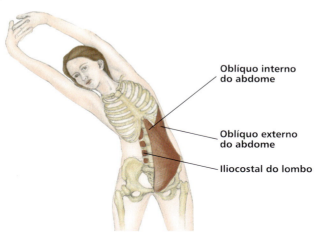

Figura 4.5 Inclinação lateral (nível I).

TÉCNICA

Fique em posição ortostática com os pés afastados na largura dos ombros. Mantenha o corpo ereto e incline-se para a esquerda ou para a direita. Pode ser realizado sentado, ajoelhado ou em pé; é concomitantemente um exercício de alongamento e de fortalecimento para os músculos abdominais. Colocar os braços acima da cabeça aumenta a dificuldade do exercício.

2. *Exercício abdominal parcial* (níveis I-II)

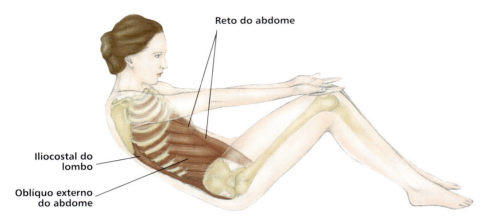

Figura 4.6 Exercício abdominal parcial (níveis I-II)

TÉCNICA

Deite-se em decúbito dorsal com os joelhos flexionados e os pés apoiados no chão. Flexione a coluna (sempre expire ao flexionar) chegando até a metade do percurso e role de volta para baixo, colocando uma vértebra de cada vez no solo ao "inspirar".

3. *Exercício Cem (Hundred) do pilates* (nível II)

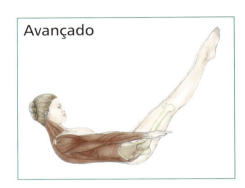

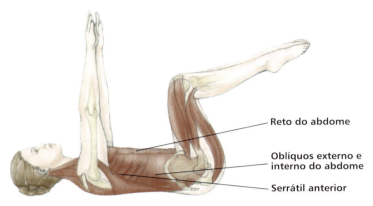

Figura 4.7 Exercício Cem (*Hundred*) do pilates (nível II).

> **TÉCNICA**
>
> Deite-se em decúbito dorsal e então flexione anteriormente a coluna vertebral com os pés no solo ou fora dele, joelhos flexionados (pernas estendidas e/ou abaixadas é mais avançado); a posição é mantida e o número "100" que dá nome ao exercício indica quantas vezes os braços são bombeados (os braços são mantidos em linha reta nas laterais do corpo). Esta posição também fortalece a musculatura anterior da parte cervical da coluna vertebral.

4. *Abaixamento de perna (em oposição ao exercício abdominal tradicional)* (níveis II-III)

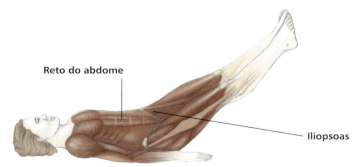

Figura 4.8 Abaixamento de perna (níveis II-III).

> **TÉCNICA**
>
> Nível II: deite-se em decúbito dorsal, com as pernas elevadas e os joelhos levemente flexionados. As mãos podem estar sob o cóccix (mais fácil) ou na lateral/fora do chão (mais difícil). Abaixe as pernas até 45° enquanto traciona os abdominais em direção à coluna vertebral, então levante as pernas com os joelhos flexionados; tente levantar ligeiramente os quadris do solo ao final da elevação das pernas.
>
> Nível III: mantenha as pernas estendidas durante todo o exercício. A cabeça pode ser levantada, como na ilustração que indica a posição "avançada" do exercício na Figura 4.7.

A repetição do movimento até a fadiga é uma das melhores maneiras de sobrecarregar os músculos que estão sendo trabalhados. **A força é aumentada pela sobrecarga**. Na yoga, as posições são mantidas (contração isométrica) para produzir sobrecarga. No pilates e na musculação, o movimento é repetido usando a contração concêntrica e excêntrica.

A velocidade das repetições é uma escolha individual, mas lembre-se que trabalhar de modo **mais lento** pode na verdade ser mais benéfico; ter tempo para conectar a mente com o corpo, trabalhando os músculos certos de maneira correta e lenta, pode exaurir os músculos- -alvo. Quando o último movimento é completado, deve-se estar em ponto de fadiga.

Deve-se ter em mente sete pontos, para qualquer idade e nível:

1. **Qualquer exercício que flexiona a coluna vertebral contra a resistência** (gravidade, peso etc.) ou flexiona lateralmente a coluna vertebral contrairá (trabalhará) o músculo reto do abdome.

2. O músculo precisa ser sobrecarregado para aumentar a força – **repetições e séries** são uma das melhores maneiras de fazer isso, completando pelo menos 2 a 3 séries de 8 repetições, sendo a fadiga o indicador da sobrecarga. (No pilates, a ênfase está em menos repetições realizadas de modo mais lento, o que também pode fadigar o músculo). Pode-se adicionar peso para aumentar a sobrecarga.

3. **Todos os músculos têm um lado direito e outro esquerdo** – os dois lados devem ser igualmente trabalhados.

4. **A força e o comprimento muscular devem ser estabelecidos como objetivos** – a aparência desejada vai ocorrer naturalmente.

5. **O "tanquinho" é definido por três intersecções tendíneas** às quais as fibras do músculo reto se aderem, que são visíveis como "sulcos" quando os músculos se contraem. Se esta aparência for desejada, o corpo deve ser magro e o músculo muito provavelmente vai precisar ser "acionado" para ser visto.

6. **Respirar**! Este é, na verdade, um exercício para os quatro músculos abdominais.

7. **Aproveitar**!

Músculo abdominal nº 2: oblíquos externos

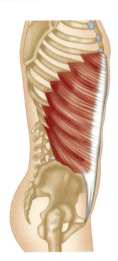

Este músculo está sob o músculo reto do abdome, não diretamente, mas mais lateralmente a ele. Quando os lados esquerdo e direito do músculo se contraem juntos, eles auxiliam o reto do abdome na flexão anterior da coluna vertebral. Quando um dos lados se contrai, ajuda na flexão lateral (o oblíquo externo do abdome direito flexiona a coluna para o lado direito, definido previamente como ipsilateral). É em especial um rotador da coluna vertebral **contralateralmente** (o oblíquo externo do abdome direito rotaciona a coluna vertebral para a esquerda, ou para o lado oposto).

Figura 4.9 Oblíquo externo do abdome.

EXERCÍCIOS DE FORTALECIMENTO DO MÚSCULO OBLÍQUO EXTERNO DO ABDOME

1. *Moinho de vento* (nível I)

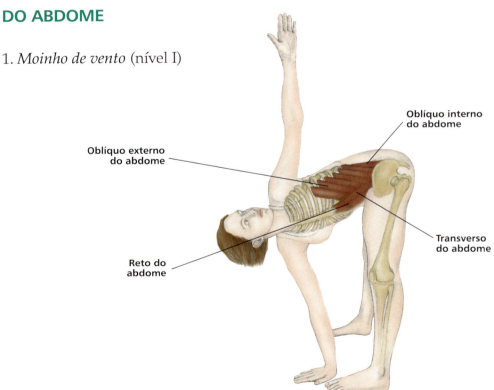

Figura 4.10 Moinho de vento (nível I).

TÉCNICA

Em pé, com os braços para os lados, toque a mão direita no tornozelo esquerdo, levante-se e repita do outro lado. Isso realizará as três ações do oblíquo externo do abdome, e será um exercício tanto de força quanto de alongamento. Ele é leve, porque a rotação contra a resistência é mínima – flexione ligeiramente os joelhos para evitar hiperestendê-los.

2. *Exercício de serra (saw) do pilates* (nível I-II)

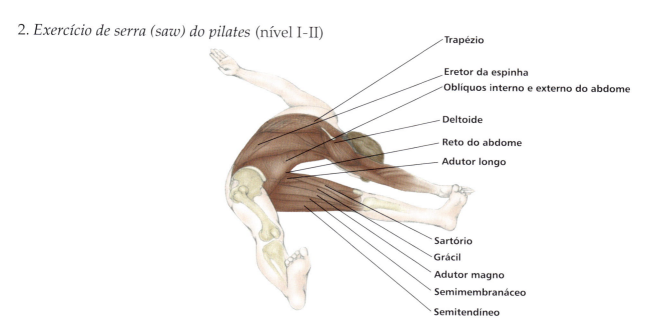

Figura 4.11 Serra (*saw*) do pilates.

TÉCNICA

Sentado em linha reta com as pernas afastadas a cerca de 60 cm de distância, braços para os lados: rotacione para a direita, então flexione anteriormente, levando a mão esquerda em direção ao pé direito. Expire e aprofunde o alongamento da coluna contraindo os músculos abdominais contra a coluna vertebral. Retorne rolando a coluna até a posição ereta e repita do outro lado.

3. *Exercício abdominal cruzado/cruzamento (criss-cross) do pilates* (nível II)

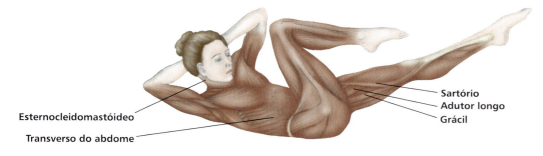

Figura 4.12 Exercício abdominal cruzado/cruzamento (*criss-cross*) do pilates (nível II).

TÉCNICA

Deite-se em decúbito dorsal com as mãos atrás da cabeça, sem tracionar o pescoço, cotovelos abertos; joelhos flexionados, pés apoiados ou não no chão. Levante as costas do chão alguns centímetros, olhando para o teto ou para o abdome. Mova o cotovelo direito em direção ao joelho esquerdo, retorne para o centro e repita para o outro lado. Inspire na torção, certificando-se de rotacionar a coluna tanto quanto possível, enquanto os quadris permanecem estáveis; expire no centro (sempre pressione os músculos abdominais em direção à coluna ao expirar). Esta técnica é ideal para todos os abdominais, principalmente os oblíquos.

4. *Exercícios abdominais em rotação na cadeira romana* (níveis I-III)

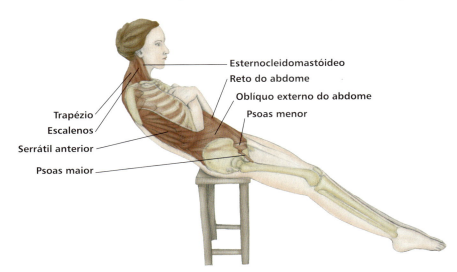

Figura 4.13 Exercícios abdominais em rotação na cadeira romana (níveis I-III).

> **TÉCNICA**
>
> (Este exercício exige muito da parte lombar [inferior] da coluna vertebral; por isso, certifique-se de que os músculos abdominais estejam fortes antes de começar a realizá-lo.) Sente-se nas laterais de um banco com os pés estabilizados no chão. Deite-se lentamente em uma posição enrolada (flexionada) até estar paralelo ao chão; retorne. Para isolar os oblíquos, rotacione a coluna, alternando os lados no retorno.

Músculo abdominal nº 3: oblíquos internos

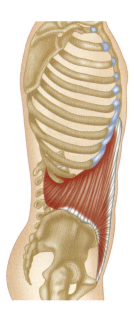

Situado sob o oblíquo externo do abdome e em ângulo reto a ele, o músculo oblíquo interno do abdome também ajuda na flexão da coluna vertebral, flexão lateral e é um rotador primário. Quando ambos os lados se contraem (contração bilateral), ocorre a flexão anterior da coluna vertebral; quando um lado se contrai (unilateral), as ações resultantes são a flexão lateral e a rotação. O oblíquo interno do abdome rotaciona para o mesmo lado (o oblíquo interno direito rotaciona e flexiona lateralmente a coluna vertebral para a direita), trabalhando ipsilateralmente. (O oblíquo externo do abdome rotaciona para o lado oposto, ou contralateralmente, conforme esclarecido na página 58.)

Figura 4.14 Oblíquo interno do abdome.

Os mesmos exercícios listados para o oblíquo externo do abdome também trabalharão o oblíquo interno do abdome.

Músculo abdominal nº 4: transverso do abdome

O transverso do abdome é o músculo abdominal mais profundo. Suas fibras musculares correm horizontalmente em torno da cintura, daí o termo "corpete" ou cinturão. Ele se insere posteriormente (em direção às costas) na fáscia toracolombar, mas não atua sobre a coluna vertebral no sentido usual. Na verdade, reduz o diâmetro do abdome ou "puxa a barriga para dentro". Este músculo pode ser palpado ao colocar as mãos nas laterais da cintura e tossir.

O transverso do abdome também se insere no ligamento inguinal (vai da espinha ilíaca anterossuperior ao tubérculo púbico) e na crista ilíaca, ambas as partes do cíngulo do membro superior. **Isso faz com que o transverso do abdome seja um músculo extremamente importante, em razão de ser um estabilizador tanto da coluna vertebral quanto da pelve.**

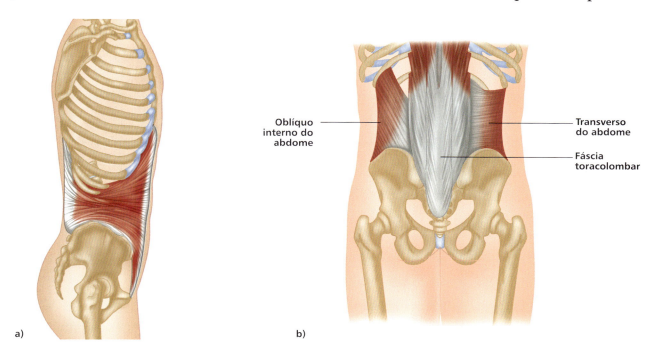

Figura 4.15 a) Transverso do abdome, b) transverso do abdome e oblíquo interno do abdome se inserindo na fáscia toracolombar.

EXERCÍCIOS PARA O MÚSCULO TRANSVERSO DO ABDOME

Os melhores exercícios para o músculo transverso do abdome são aqueles que envolvem a respiração profunda. Este músculo se contrai concentricamente na expiração. A expiração forçada em qualquer tipo de exercício respiratório irá ativar o transverso do abdome. Certos tipos de respiração da yoga, chamados de *Pranayamas*, são bons exemplos. Também pode ser ativado em qualquer exercício, como abdominais e flexões, ao expirar profundamente ao se mover contra a gravidade/resistência. Um bom alongamento para o transverso do abdome seria o **alongamento em elevação do estômago**.

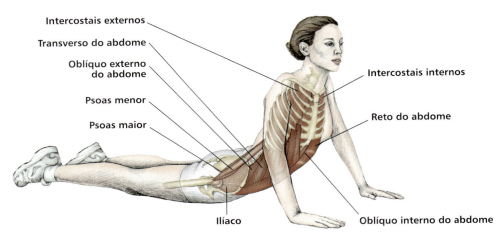

Figura 4.16 Alongamento em elevação do estômago.

TÉCNICA

Deite-se em decúbito ventral e traga as mãos para perto dos ombros. Mantenha os quadris no chão, olhe para a frente e levante-se estendendo os cotovelos.

"Entrelaçado"

Os músculos abdominais estão localizados um por cima do outro; neste padrão, parecem um entrelaçado, não muito diferente do tecido de um pedaço de pano: as fibras são tecidas juntas para proporcionar resistência ao material. Os músculos abdominais estão dispostos em camadas e as fibras musculares também se cruzam em ângulos de modo a proporcionar resistência.

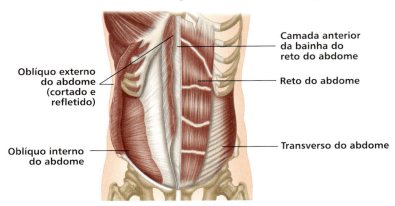

Figura 4.17 "Entrelaçado"; os quatro músculos abdominais unidos.

Se cada músculo abdominal for exercitado *corretamente*, a área do *core* vai se tornar mais forte e dará mais apoio à região lombar da coluna vertebral e pelve. Enfatizando: **corretamente**. Algumas rotinas de exercícios convencionais tendem a aumentar a massa muscular; no caso dos músculos abdominais, uma estrutura plana parece ser mais desejável do que uma volumosa. Técnicas de condicionamento, como o método pilates, incluem alguns dos melhores exercícios de fortalecimento e "retesamento" abdominal, produzindo uma aparência mais plana. O pilates agora está "na moda", embora dançarinos e atletas já o estejam estudando há anos. Joseph Pilates desenvolveu o método em 1920, que se tornou um excelente sistema de treinamento, condicionamento e reabilitação utilizado em todo o mundo. Acredito que atualmente seja mais popular porque outros métodos de treinamento ficaram aquém do que as pessoas realmente querem e precisam.

A *aparência* do abdome é secundária; não importa se o abdome é plano ou proeminente, o fator mais importante é a força. As pessoas que têm o abdome mais plano porque são magras às vezes podem ter o abdome mais fraco. Isso pode levar à dor lombar ou postura incorreta. Então, só porque alguém é magro, não significa que ele não precisa se exercitar. Por outro lado, pessoas possivelmente com excesso de peso ou "fora de forma" precisam dos exercícios corretos e de paciência para entender como o corpo precisa trabalhar para alcançar os resultados. É surpreendente que se dê tanta atenção à aparência, quando muitas pessoas não estão felizes com sua aparência, não importa qual ela seja, e se sentiriam melhores somente por estarem mais fortes e mais bem equilibradas.

A força abdominal aumenta as chances de não apresentar problemas na região lombar da coluna vertebral. Nos Estados Unidos, essa condição se tornou uma "doença" de proporções desconhecidas, responsável por uma quantidade infinita de acionamento de seguro, desemprego e incapacidade, resultando em uma perda de bilhões de dólares. Existem outras causas, obviamente, mas se os músculos abdominais fossem fortes, a maior parte das vezes a dor debilitante da lesão nas costas poderia ser evitada.

Use os quatro abdominais, eles foram feitos para trabalhar em conjunto. Deixe-os vir para dentro na expiração e para fora na inspiração. Estenda-os sem sobrecarregar o centro. Relaxe os ombros e respire pela caixa torácica.

Alongamento

Enquanto os benefícios do alongamento são discutíveis, a maior parte dos pesquisadores concorda que o alongamento cuidadoso de um músculo aumentará a amplitude de movimento (ADM) ao longo do tempo, possibilitando uma mobilidade melhor e mais segura das articulações. O alongamento pode ser feito antes, durante ou após o exercício; é muito eficaz após um treino particularmente difícil, quando os músculos se contraíram de modo concêntrico (encurtando-se ou avolumando-se). Quando os músculos começam a relaxar, pode-se fazer o alongamento. **Não é possível alongar um músculo tenso**. Estenda o músculo alongando-o enquanto ele está relaxado, então segure por 2 s ou mais. Se o reflexo de estiramento não foi ativado, a posição pode ser mantida por mais tempo.

O **reflexo de estiramento** é uma função do sistema neuromuscular (veja o Capítulo 2, página 24). É uma contração reflexa do músculo sendo esticado, um mecanismo de proteção embutido que ajuda a evitar a mobilidade excessiva de uma articulação. Em outras palavras, quando o músculo é esticado demais, vai lhe *dizer* para parar o alongamento antes que ele seja lesionado. Caso se tenha cuidado durante o alongamento e se *ouça* o músculo, o alongamento pode ser realizado confortavelmente. Alongue a uma amplitude suficiente e por tempo adequado até sentir que o músculo esteja alongando, mas não além, a menos que não haja dor. Respire durante todo o alongamento e relaxe.

Os músculos abdominais podem ser alongados como qualquer outro músculo. O alongamento levará a uma melhor mobilidade da coluna vertebral.

EXERCÍCIOS DE ALONGAMENTO DOS MÚSCULOS ABDOMINAIS

1. *Meia ponte* (nível I)

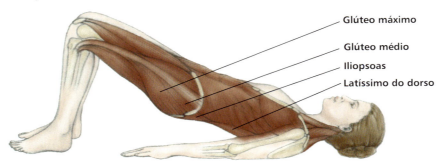

Figura 4.18 Meia ponte (nível I).

TÉCNICA

Deitado em decúbito dorsal com os joelhos flexionados e os pés apoiados no chão, enrole o cóccix tirando-o do chão; comece a levantar os quadris tão alto quanto sentir que esteja confortável. O peso deve ser distribuído igualmente sobre os pés e as escápulas.

2. *Torções da coluna vertebral* (nível I)

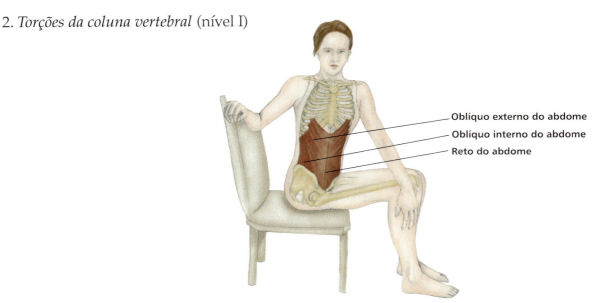

Figura 4.19 Torções da coluna vertebral (nível I).

TÉCNICA

Nível I (iniciante): sente-se em uma cadeira, com os pés apoiados no chão; coloque a mão direita na parte de trás da cadeira, a mão esquerda no joelho direito; gire a coluna para a direita, começando com a parte inferior das costas primeiro, depois a média e então a parte superior das costas e pescoço. A coluna vertebral deve estar estendida (reta). Repita do outro lado. Não "torça" em excesso a parte lombar da coluna vertebral; isso pode levar a lesões, já que a rotação não é sua ação preferencial.

3. Torções da coluna vertebral (níveis II-III)

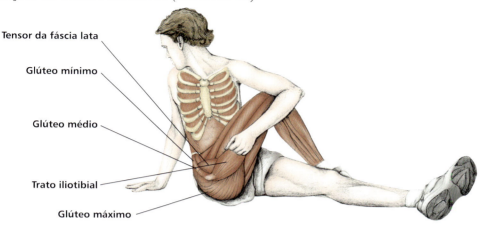

Figura 4.20 Torções da coluna vertebral (níveis II e III).

TÉCNICA

Nível II: sente-se no chão com a perna esquerda estendida, a perna direita flexionada com a coxa contra o tórax, com a coluna estendida. O pé direito pode estar do lado medial ou lateral do joelho esquerdo. Segure o joelho direito com o antebraço esquerdo, coloque a mão direita no chão, por trás do quadril direito; gire a coluna para a direita. Repita do outro lado.

Nível III (avançado): realize o mesmo exercício de nível II anterior, mas coloque a perna esquerda flexionada sob a direita e coloque o pé direito no lado de fora do joelho esquerdo. Torça para a direita e repita do outro lado.

4. Postura do triângulo rotacionado (Parivrtta trikonasana) (níveis II-III)

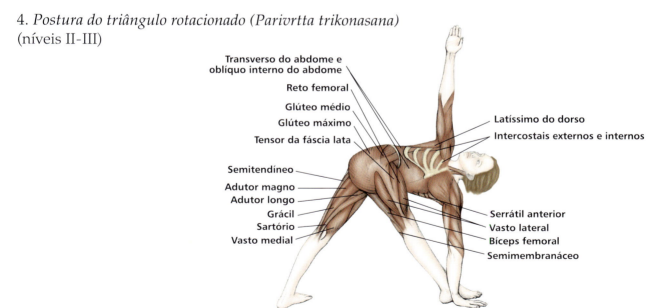

Figura 4.21 Postura do triângulo rotacionado (*Parivrtta trikonasana*).

TÉCNICA

Uma das posturas mais benéficas da yoga é muito mais do que um alongamento ou fortalecimento para os oblíquos. Ela estimula os órgãos, ensina o alinhamento e o equilíbrio, e estende os membros. Para aprendê-la corretamente, faça uma aula de yoga!

5. *Backbend* (nível III avançado)

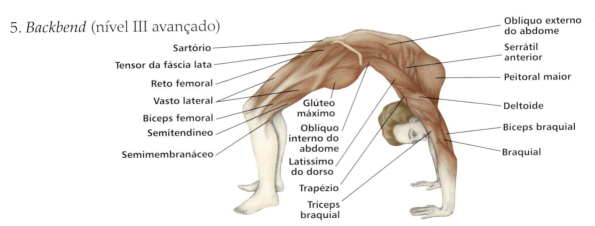

Figura 4.22 *Backbend* (nível III avançado).

TÉCNICA

Deite-se em decúbito dorsal com os joelhos flexionados e os pés apoiados no chão. Com os braços flexionados, coloque as palmas das mãos apoiadas no chão, ao lado das orelhas. Empurre os quadris para fora do chão tentando estender os braços e as pernas. A coluna vai se hiperestender (arquear). Tenha cuidado; a maior parte das pessoas não precisa se hiperestender tanto.

6. *Natação. Cada braçada vai alongar os músculos abdominais.*

Existem múltiplos alongados para todos os músculos abdominais. Qualquer posição do corpo que rotacione, hiperestenda ou flexione lateralmente a coluna vertebral também vai alongar a região abdominal. A única posição da coluna vertebral que não alonga o abdome é a flexão anterior (posição fetal).

Muitos alunos se perguntam como exercitar os músculos abdominais. Apenas **os use** e eles irão se fortalecer. Ao dirigir ou ficar sentado na frente do computador, sente-se ereto e contraia-os; ao escovar os dentes, comprima-os contra a coluna vertebral; ao deitar-se sobre o ventre (decúbito ventral), retire-os do chão (faça isso enquanto assiste televisão). Preste mais atenção em como estão estes músculos enquanto você está em pé e conversando com alguém, ou enquanto espera em uma fila qualquer.

Acione-os. O simples ato de tracionar os músculos abdominais em direção à coluna vertebral, então até as costelas e até a pelve (sem contrair demasiadamente o centro), alonga e fortalece-os. Faça isso ao caminhar, correr, dançar, andar de bicicleta, sentar, ficar em pé; isso também ajudará na postura e na harmonia de todo o corpo.

Lembre-se: trabalhar de modo mais lento pode concentrar o foco em corrigir os músculos e o alinhamento, bem como em melhorar a força e a resistência, do que fazê-los "correndo". A repetição interminável não é necessária, além de ser chata. **A melhor receita de exercício é:**

1. Fortaleça o músculo, sobrecarregue-o (de modo seguro).
2. Alongue o músculo, relaxe para estendê-lo.
3. Respire e divirta-se.

Psoas maior

O **psoas** é o único músculo que liga a parte superior (coluna vertebral) à inferior (membro inferior), o que o torna o músculo postural mais importante.

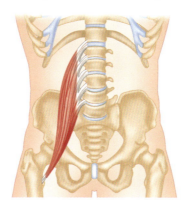

Figura 4.23 Psoas maior.

O psoas tem um músculo maior e outro menor, ambos **sinergistas** (podem desempenhar as mesmas ações articulares na parte lombar da coluna vertebral). A diferença está em suas inserções: o **maior** se insere do fêmur à coluna vertebral (da parte superior à inferior); o **menor** se insere da pelve à coluna vertebral. Alguns dizem que o menor será extinto, porque era importante quando os seres humanos evoluíram da posição quadrúpede para a bípede e agora não é mais essencial. Na verdade, algumas pessoas só o têm em um dos lados.

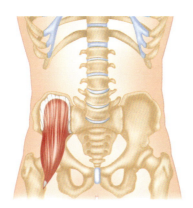

Figura 4.24 Ilíaco.

Ambos os psoas são parte de um grupo muscular maior chamado **iliopsoas**, que inclui também o grande **ilíaco**. Este grupo, contraindo-se simultaneamente, flexiona o quadril. É o mais profundo dos flexores do quadril, o que torna difícil palpá-lo. O ilíaco se insere do fêmur ao ílio da pelve, enquanto o psoas maior se insere distalmente no fêmur e proximalmente (mais próximo do centro) cruza o quadril, chegando aos processos transversos das vértebras LI a LV. O psoas pode flexionar a parte lombar da coluna vertebral, bem como o quadril. Se o fêmur estiver *fixo* (como na posição sentada), o ilíaco agirá sobre a pelve, enquanto o psoas agirá sobre a parte lombar da coluna vertebral.

O ilíaco também pode ajudar na inclinação anterior da pelve; essa inclinação anterior tem uma tendência de aumentar a lordose lombar (curva anterior) de modo que o psoas, juntamente a outro músculo lombar chamado de **quadrado do lombo** (ver página 72), deve ser forte o suficiente para estabilizar toda a área para evitar uma hiperlordose lombar, ou postura *sway back*, uma das condições mais comuns de má postura. Como foi dito no início deste capítulo, os músculos abdominais também podem ajudar a contrabalançar essa situação.

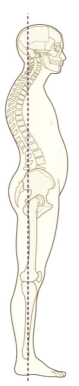

Figura 4.25 Postura em hiperlordose. Observe a curvatura lombar exagerada.

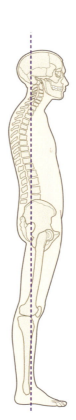

Figura 4.26 Inclinação para trás da pelve.

Pesquisas sugerem que o músculo psoas, ao formar um feixe muscular em torno da parte lombar da coluna vertebral com os músculos transversoespinais lombares, também pode ajudar a estender a coluna vertebral. De qualquer maneira, como um músculo do *core*, o psoas é uma potente força no alinhamento corporal correto. Também é considerado um elemento importante na transferência do peso do tronco para as pernas e os pés.

A melhor maneira de trabalhar o iliopsoas durante o exercício é manter as coxas anteriormente (à frente) à pelve contra a força da gravidade. Algumas fontes indicam que o iliopsoas também pode rotacionar externamente a articulação do quadril. Adicionar rotação lateral da coxa aos exercícios a seguir possivelmente isola ainda mais o músculo. Nessas posições, os flexores do quadril irão dominar; os músculos abdominais irão estabilizar.

EXERCÍCIOS DE FORTALECIMENTO PARA O MÚSCULO ILIOPSOAS

1. *Sentado em V* (níveis I-III)

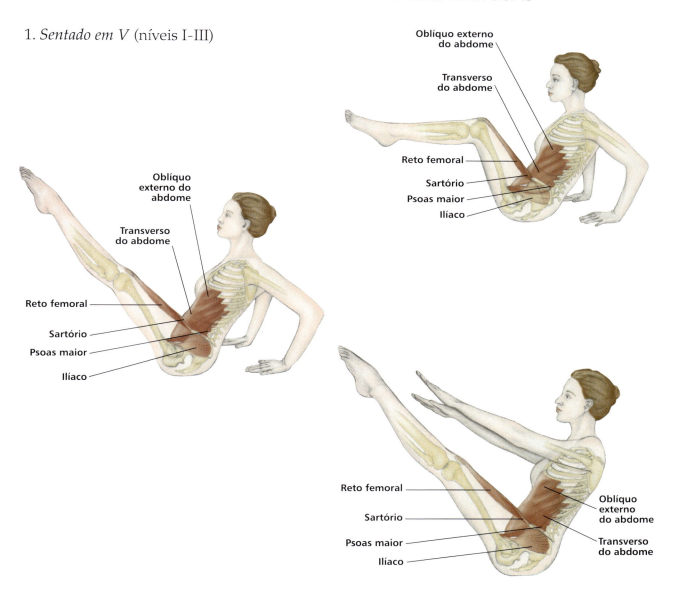

Figura 4.27 Sentado em V (níveis I-III).

TÉCNICA

Nível I: sente-se ligeiramente atrás dos ísquios; coloque as mãos no chão, incline-se ligeiramente para trás e eleve os joelhos em direção ao tórax. Mantenha a posição por 10 segundos.

Nível II: assuma a posição de nível I e tente estender as pernas.

Nível III: assuma a posição de nível II e mantenha os braços na frente ou para os lados (uma posição comum na ginástica e similar à postura do barco [**Navasana**] da yoga e à **Tesoura** do pilates).

2. *Posição de L* (níveis I-III)

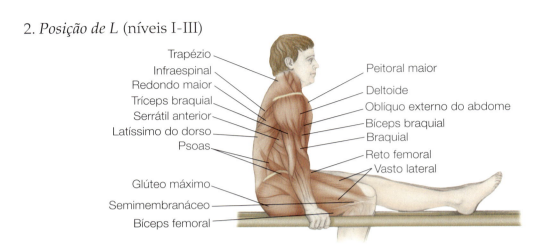

Figura 4.28 Posição de L (níveis I-III).

TÉCNICA

Nível I: com os braços apoiados em um aparelho abdominal vertical ou nas barras paralelas, levante as pernas para a frente com os joelhos flexionados e segure por 10 s.

Níveis II-III: assuma a posição de nível I e estenda as pernas, segurando por 10 a 30 s.

EXERCÍCIOS DE ALONGAMENTO DO MÚSCULO ILIOPSOAS

O iliopsoas é um dos músculos mais importantes a serem alongados por três razões:

1) Muitos seres humanos estão aderindo à flexão de quadril (posição sentada). Isso encurta os flexores do quadril, que incluem o iliopsoas, de modo que o alongamento irá contrapor essa situação.

2) Se o iliopsoas estiver curto ou *retesado*, vai causar muita flexão dos quadris e a pelve irá se inclinar para a frente, fazendo com que os músculos da região lombar da coluna vertebral se encurtem. Com o tempo, esses músculos vão se retesar e pode haver atrofia dos músculos abdominais (estes tendem a relaxar com a inclinação da pelve para a frente). A hiperlordose resultante (ver página 68), ou postura *sway back*, pode levar a problemas na parte inferior das costas.

3) A liberação do psoas pode estimular os órgãos, a circulação e o movimento, afetar os sistemas nervoso e reprodutivo, e aliviar a dor isquiática e o reflexo do medo.

Para alongar o grupo muscular do psoas, as pernas devem ser estendidas atrás da pelve. Para liberá-lo, tente a posição de repouso construtivo. A **posição de repouso construtivo**, às vezes chamada de posição de repouso horizontal, é um valioso método de alinhamento que possibilita que o esqueleto apoie o corpo enquanto a tensão muscular é liberada. Deite em decúbito dorsal, com os joelhos flexionados e apoiados um contra o outro, com os pés afastados na largura dos quadris e virados medialmente. Isso possibilita que os pesados fêmures (ossos da coxa) suportem o peso um do outro e dirijam-se corretamente aos soquetes dos quadris. A coluna vertebral e a pelve repousam na posição neutra sobre o chão, enquanto os braços estão cruzados na altura dos cotovelos contra o tórax. As mãos ficam soltas nas laterais. Utiliza-se a imaginação para ajudar o fluxo de energia do corpo a fluir, para relaxar a respiração e para rejuvenescer o corpo.

1. *Extensões da perna às costas* (níveis I-III)

   TÉCNICA

   Em pé, estenda uma perna para trás de cada vez, com o joelho estendido ou flexionado. O *arabesque* do balé coloca a perna nesta posição (III). Rotacione a perna medialmente, para aumentar o alongamento.

2. *Elevação do psoas* (nível I)

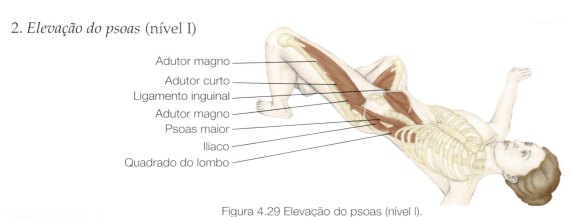

Figura 4.29 Elevação do psoas (nível I).

   TÉCNICA

   Deitado no chão com os joelhos flexionados, pés apoiados no chão afastados na largura dos ombros e braços abertos para apoio, mova a perna direita para o lado enquanto os pés permanecem no chão. Levante o quadril esquerdo do chão e mantenha o alongamento. Repita do outro lado.

3. *Alongamento avançado do psoas* (nível III avançado)
   Dhanurasana *(postura de arco)*
   Semelhante ao Cisne (Swan) do pilates

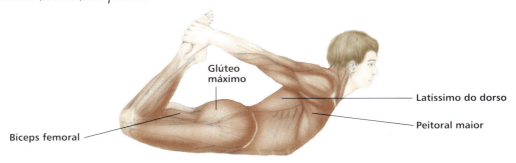

Figura 4.30 *Cisne (swan) do pilates.*

   TÉCNICA

   Em decúbito ventral, flexione os joelhos e segure os tornozelos. Isso irá alongar um pouco a parte anterior do corpo; é preciso ter cuidado para não exagerar no alongamento. Esta posição é avançada, porque tanto a coluna quanto os ombros estão em hiperextensão. Apoie a parte inferior das costas com os abdominais para maior segurança.

Sinta o que está alongando ou fortalecendo e que o corpo está respondendo de modo positivo sem desconfortos. Olhar para dentro e sentir o que está acontecendo do ponto de vista cinestésico leva a um treino mais sábio, mais profundo e mais equilibrado.

Quadrado do lombo

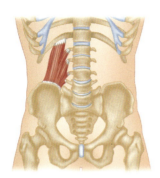

O **quadrado do lombo** é um músculo posterior, que recobre a região lombar da crista ilíaca da pelve aos processos transversos da parte lombar da coluna vertebral e costela XII. Às vezes diz-se que é um músculo com ventre lateral, juntamente aos oblíquos, mas nem sempre é considerado um músculo abdominal.

Figura 4.31 Quadrado do lombo.

É principalmente um estabilizador, tanto da parte lombar da coluna vertebral quanto da pelve, embora possa ser ativado na extensão e flexão lateral da coluna vertebral, e na rotação pélvica. Como um estabilizador importante, precisa ser forte o suficiente para suportar o alinhamento da coluna com a pelve. Pode ser desenvolvido tanto em exercícios de alongamento quanto de fortalecimento que incluem a flexão lateral da coluna vertebral, ou a inclinação pélvica. Pode ser alongado durante a flexão da coluna vertebral.

EXERCÍCIO DE ALONGAMENTO DO QUADRADO DO LOMBO

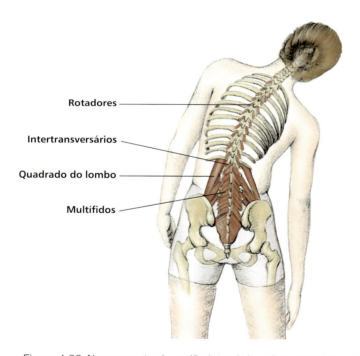

Figura 4.32 Alongamento da região lateral da coluna vertebral, em posição ortostática.

TÉCNICA

Fique em posição ortostática com os pés afastados na largura dos ombros e olhe para a frente. Mantenha o corpo ereto e flexione lentamente para a esquerda ou para a direita. Deslize a mão sobre a perna e não incline para a frente.

Pelve

A pelve é uma grande massa óssea circular que se situa entre a coluna vertebral (parte superior) e as pernas (parte inferior). É chamada de "bacia" do corpo. A partir da puberdade, funde-se em três ossos: dois ílios e um sacro.

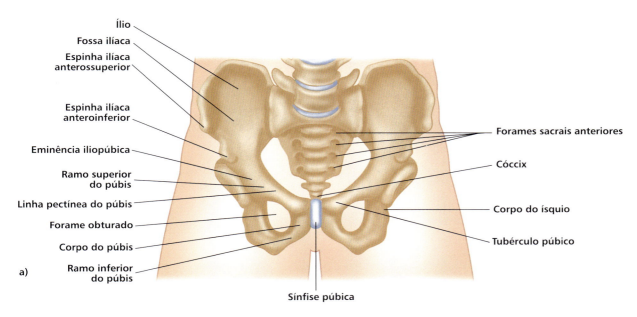

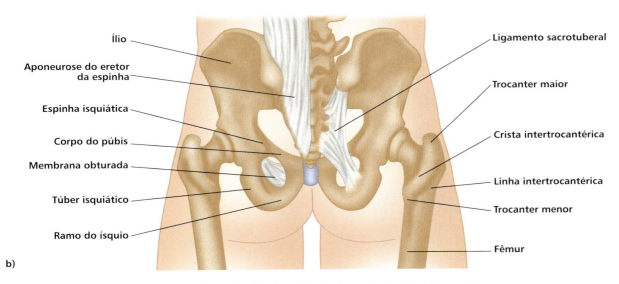

Figura 4.33 Localização da pelve; a) vista anterior, b) vista posterior.

A pelve é uma estrutura sensível antes da puberdade. Os ossos se fundem ao longo de toda a infância. Imagine então o que pode acontecer quando um atleta jovem cai repetidamente sobre a pelve, quando os tecidos moles e as suturas ainda estão evoluindo para superfícies mais rígidas. A única sugestão para esse dilema é acolchoar maciçamente a área ou parar de insistir que as crianças se tornem atletas famosos em uma idade tão precoce.

A pelve tem duas áreas articulares importantes, as articulações **sacroilíaca** e **iliofemoral**. A articulação sacroilíaca é a menos móvel, em que o sacro e os ílios se articulam. É considerada uma articulação deslizante, muito ativa durante os anos férteis.

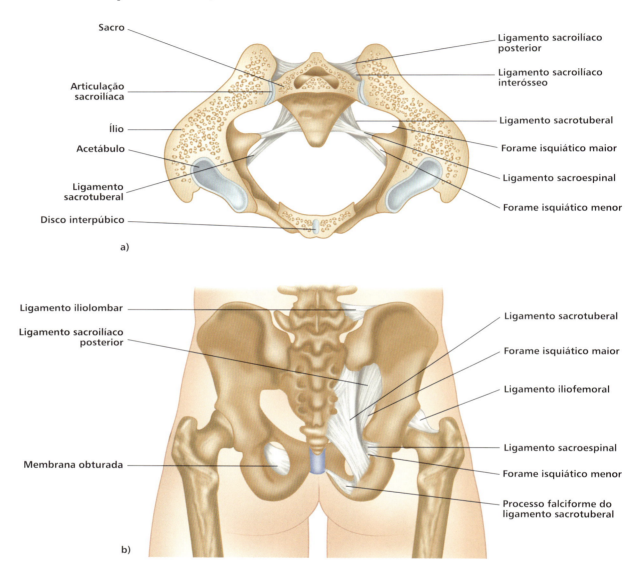

Figura 4.34 Articulação sacroilíaca; a) corte transversal da pelve, b) ligamentos pélvicos.

Há fortes ligamentos conectando os dois ossos. Os **ligamentos** são ligeiramente inelásticos; quando são hiperdistendidos, não são suscetíveis de recuperar seu formato original. Portanto, parece razoável supor que muitas mulheres após o parto possam experimentar uma alteração sacroilíaca por causa do afrouxamento dos ligamentos. Isso pode causar desconforto na região lombar, que pode ser tratado com alguns exercícios de fortalecimento para compensar a frouxidão. Esses exercícios também complementam o alongamento dos seis rotadores profundos do quadril, incluindo o **piriforme**, um músculo que pode comprimir o nervo isquiático e causar dor. Esses músculos são abordados no Capítulo 8.

EXERCÍCIOS DE ALONGAMENTO E FORTALECIMENTO DOS MÚSCULOS PÉLVICOS

1. *Alongamentos dos músculos da articulação sacroilíaca* (nível I)

Figura 4.35 Alongamento dos músculos da articulação sacroilíaca.

TÉCNICA

Deite-se em decúbito dorsal com os joelhos flexionados, pés apoiados no chão, braços estendidos na lateral. Cruze um tornozelo sobre o joelho da outra perna e role as pernas lentamente para um lado e depois para o outro. Alterne as pernas e repita.

2. *Fortalecimento dos músculos da articulação sacroilíaca* (nível I)

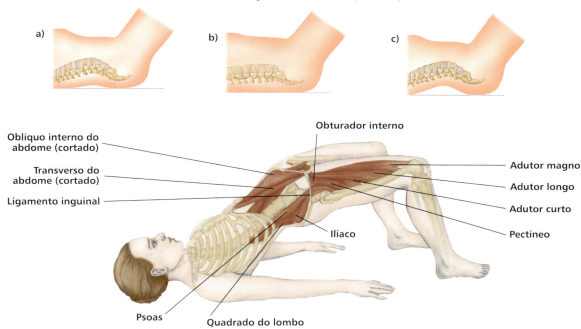

Figura 4.36 Fortalecimento dos músculos da articulação sacroilíaca (nível I). Inclinação pélvica (acima); a) posição neutra, em que o triângulo está paralelo ao chão, b) inclinação posterior, também conhecida como "retificação", c) inclinação anterior.

TÉCNICA

Isso pode ser feito com o cóccix tocando ou não o chão. Deite-se em decúbito dorsal com os joelhos flexionados e os pés apoiados no chão. Permita que a pelve se incline para a frente (os ossos da parte da frente do quadril – EIAS – são voltados para o teto) e então para trás (EIAS voltadas para o chão). Concentre-se em contrair os músculos abdominais mais profundos, os músculos da região lombar e os músculos pélvicos.

Exercício e movimento: abordagem anatômica

A segunda articulação da região pélvica, a **iliofemoral**, é a principal articulação do quadril. Este é o ponto de articulação entre o ílio e o fêmur (osso da coxa). Trata-se da maior articulação esferoide do corpo; o fêmur situa-se no fundo do acetábulo, o soquete da pelve. Três grandes ligamentos mantêm esses dois ossos unidos, assim como os tendões de músculos potentes, como o reto femoral, um flexor do quadril e extensor do joelho. O Capítulo 8 centra-se especificamente nesta articulação.

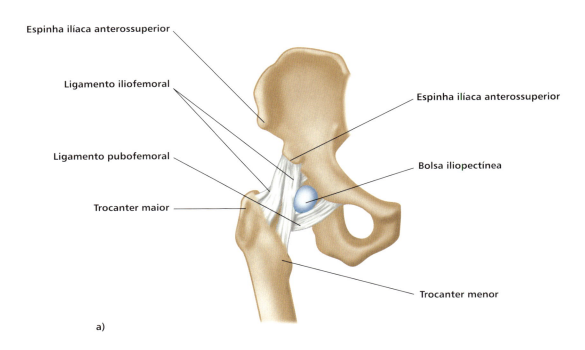

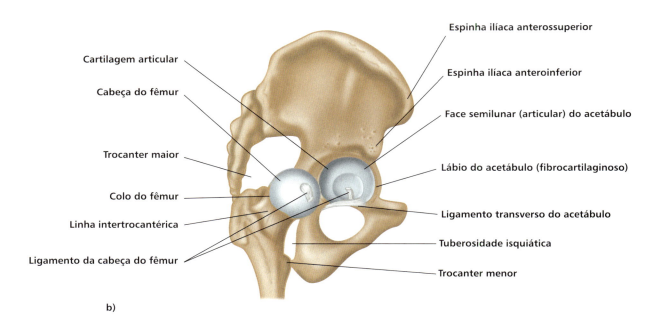

Figura 4.37 Articulação do quadril; a) membro inferior direito, vista anterior, b) membro inferior direito, vista lateral.

Além dessas duas importantes áreas articulares em que o movimento pode ocorrer, a pelve parece ser capaz de se mover por conta própria. O requebrar ou a oscilação dos quadris é, na verdade, um movimento de rotação da cintura pélvica. Esse movimento só pode ocorrer com a ajuda da parte lombar da coluna vertebral e das articulações direita e esquerda do quadril. A pelve pode se mover nos três planos.

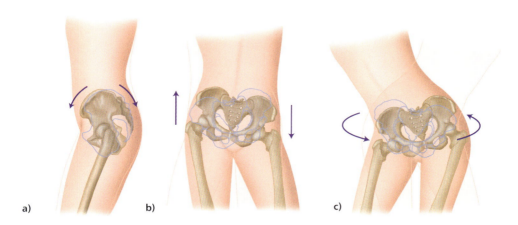

Figura 4.38 A pelve pode se mover nos três planos; a) sagital, b) frontal, c) horizontal.

Plano 1:

No plano sagital, a pelve pode se mover para a frente e para trás, o que normalmente é chamado de inclinação pélvica (consultar a página 75). Use a espinha ilíaca anterossuperior (EIAS) como ponto de referência. Esse ponto pode ser palpado colocando as mãos nos ossos da frente dos quadris. Mova a pelve para a frente e para trás. A parte lombar da coluna vertebral irá se hiperestender e os quadris irão se flexionar com o movimento para a frente da pelve. Com a inclinação posterior ou para trás, a parte lombar da coluna vertebral irá se flexionar, acionando o psoas e os abdominais.

Plano 2:

No plano frontal, a pelve irá se flexionar lateralmente e medialmente, como ao levar o quadril para cima e para baixo. Alguns textos referem-se à flexão lateral para a direita e para a esquerda, o que é a mesma coisa. A parte lombar da coluna vertebral também flexionará lateralmente e os quadris abduzirão e aduzirão.

Plano 3:

No plano horizontal, a pelve gira para dentro e para fora, embora o movimento seja muito limitado e não possa ocorrer sem a ajuda das articulações sacroilíaca, lombar e do quadril. É semelhante à "torção".

Uma das coisas mais frustrantes nos campos da anatomia e da cinesiologia é a terminologia. Vários livros se referem aos mesmos movimentos ou músculos com termos diferentes. Os seis movimentos da pelve recém-descritos têm sido chamados de rotação – se isso ajuda a visualizar o movimento, então por que não? O que interessa é que se entenda o movimento.

Centro perineal

Eric Franklin[1] usa esse termo em seu livro *Pelvic power*. Esta é uma região que contém os músculos mais profundos do assoalho pélvico, em que o tendão central do diafragma se encontra com outros músculos, como os esfincterianos, o bulboesponjoso e os perineais. Esses músculos têm funções importantes durante a respiração, atividade sexual e parto. São um centro de sensíveis terminações nervosas. Quando estimulada e fortalecida, a área pode influenciar a energia, as sensações e as emoções. Órgãos como a bexiga e os rins também são afetados. Uma das melhores maneiras de desenvolver corretamente esse centro profundo é deitar-se colocando pequenas bolas de exercício ou uma toalha macia ou travesseiro sob a pelve. Isso possibilita que os órgãos se desloquem para cima, liberando a pressão do assoalho pélvico. A pessoa pode, então, levantar uma ou ambas as pernas, como na postura do **bebê feliz** da yoga, para centralizar e fortalecer a área. Na postura do **bebê feliz**, em decúbito dorsal, posicione-se com os joelhos flexionados e afastados, com as coxas contra o tórax; as mãos podem segurar os pés, que ficam paralelos ao teto.

Exercícios para a cintura pélvica: todos os níveis

1. **Isolamento** da pelve em aulas de jazz.
2. **Inclinações pélvicas**, ou "balanços" (ver página 75).
3. **Figura 8:** deite-se em decúbito dorsal com os joelhos flexionados, pés apoiados no chão. Eleve os quadris retirando-os do chão e desenho um "oito" com eles.
4. **Dança étnica**, como a dança do ventre, dança havaiana ou polinésia e/ou dança africana.

Divirta-se durante o exercício. Eu não conheço ninguém que não se divirta em uma aula de jazz ou dança étnica.

Cuidado com a posição da parte lombar da coluna vertebral – apoie-a com os músculos abdominais, psoas e quadrado do lombo.

---

1 Autor do livro *Condicionamento físico para dança*, publicado no Brasil pela Editora Manole.

Fim dos mitos sobre o *core*

Não são apenas os músculos abdominais

O *core* central é estabilizado pelos quatro músculos abdominais, assim como pelo psoas maior, quadrado do lombo, grupo de músculos eretores da espinha e até mesmo os músculos latíssimo do dorso, romboides e trapézio, por causa de sua proximidade com a coluna vertebral. Esses músculos "circundam" a coluna, dando-lhe apoio e liberdade para se movimentar. Feixes musculares menores e mais profundos têm também um efeito profundo sobre a postura, como os músculos transversoespinais e intertransversários da coluna, possibilitando-lhe alongar, flexionar, torcer e curvar naturalmente. **A flexibilidade e o condicionamento de todos os músculos do core em equilíbrio entre si são os mais importantes no fornecimento de estabilidade para a coluna, uma vez que apoiam o movimento do corpo**.

"Levar o umbigo até a coluna vertebral" é apenas uma ideia

Esta visualização pode ajudar muitas pessoas a acionar o músculo abdominal mais profundo, o transverso do abdome, que é um grande estabilizador da parte inferior do tronco. No entanto, deve-se afirmar que ao "levar o umbigo em direção à coluna" deve-se imaginar a extensão dos abdominais contra a coluna vertebral, da parte inferior do esterno ao osso púbico. Este método nega o "esmagamento" e estende os abdominais para apoiar a coluna vertebral, por conseguinte, aliviando a tensão e a compressão da região lombar. **Todos os músculos do core precisam ser abordados nos treinos, não se concentrando em apenas um; isso levaria a um desequilíbrio**.

O "tanquinho" não é tão importante

O músculo reto do abdome e suas três intersecções tendíneas (em cada gomo do tanquinho) são visíveis quando o músculo se contrai. Esse músculo, em contração constante, levaria a um desequilíbrio. **Não é a aparência, mas a força e o uso correto que contam**.

Principais músculos envolvidos nos movimentos da parte torácica/lombar

Flexão
Músculos da parede anterior do abdome; psoas maior e menor

Extensão
Eretor da espinha; quadrado do lombo; longo do pescoço; interespinal; intertransversários: multífidos; rotadores; semiespinal do tórax

Rotação e flexão lateral
Iliocostal do lombo; iliocostal do tórax; multífidos; rotadores; intertransversários; quadrado do lombo; músculos da parede anterior do abdome

Região do ombro

5

A região do ombro é, na verdade, composta de cinco articulações: a articulação esternoclavicular (EC), a articulação acromioclavicular (AC), a articulação coracoclavicular, a articulação glenoumeral e a articulação escapulotorácica, em que a escápula desliza sobre a parede torácica. A articulação considerada especificamente como a do ombro é a glenoumeral, enquanto as outras são articulações do cíngulo do membro superior.

A estrutura do ombro possibilita uma grande amplitude de movimento, tornando possível o posicionamento do braço e da mão. Os movimentos da região do ombro são determinados pelos músculos que estão localizados no tórax, costas e braços. Portanto, o que quer que a região do ombro esteja fazendo determina a aparência de grande parte da porção superior do corpo.

Exercício e movimento: abordagem anatômica

São os movimentos dos braços que irão modelar a maior parte dos músculos das costas, assim como do tórax e do braço. Outros músculos nessas áreas são delineados pelos movimentos da escápula, na região das articulações do cíngulo do membro superior.

Articulação glenoumeral

Esta é a principal articulação do ombro, especificamente a articulação entre a escápula e o úmero. Uma articulação esferoide (bola e soquete) multiaxial, a cabeça do úmero (bola) situa-se na cavidade glenoidal (soquete). O soquete é superficial em comparação com outras articulações esferoides; isso possibilita uma maior amplitude de movimento, mas a articulação é menos estável por causa disso. A cabeça do úmero é maior do que a cavidade em que se encaixa. Para ajudá-lo a se ajustar, há um anel fibrocartilaginoso chamado de **lábio glenoidal**, que ajuda a vedar o úmero no lugar, de forma mais confortável.

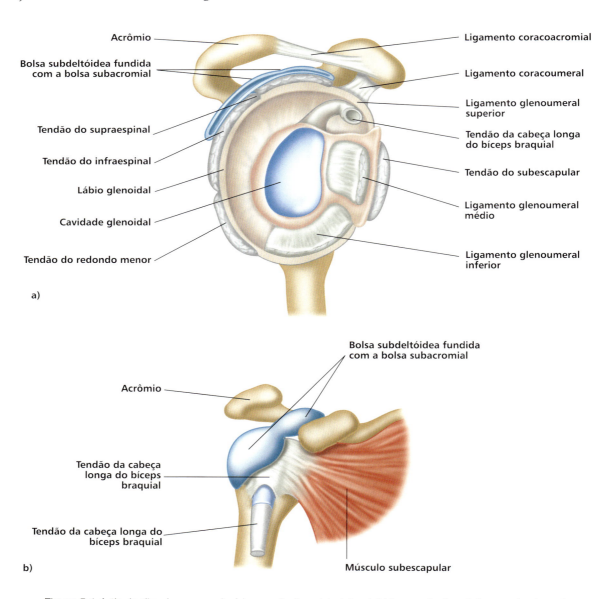

Figura 5.1 Articulação glenoumeral; a) braço direito, vista lateral. b) braço direito, visão anterior (corte).

Ligamentos da articulação do ombro

Como a articulação do ombro não é profunda e a gravidade age como uma força sobre o úmero, os ligamentos da articulação devem ser muito fortes e estar intactos para ajudar a manter a articulação unida. Existem três ligamentos glenoumerais na frente da articulação e um ligamento coracoumeral inferior e superior (que vai do processo coracoide ao úmero), que são as principais estruturas de reforço.

A cápsula articular do ombro é reforçada pelo ligamento transverso do úmero, um tecido ligamentar que se encontra em estreita relação com os tendões do manguito rotador para trazer integridade à área.

Movimentos da articulação do ombro

Alguns livros indicam mais ações na articulação do ombro do que outros. As principais ações são as da articulação esferoide de **flexão, extensão, abdução, adução, rotação medial (interna)** e **lateral (externa)**. Como a articulação é bastante móvel (graças à ajuda das articulações da região do cíngulo do membro superior), a articulação também é capaz de hiperflexionar, hiperestender, hiperabduzir e hiperaduzir. Ao adicionar outra ação articular verdadeira de mover o úmero do plano frontal ao plano sagital e o retorno dessa ação tem-se a **adução/abdução horizontal**. Os movimentos diagonais envolvem a combinação de algumas dessas ações.

Observação: a ação da articulação do ombro de adução horizontal é também chamada, às vezes, de flexão horizontal; a ação de abdução horizontal também pode ser chamada de extensão horizontal.

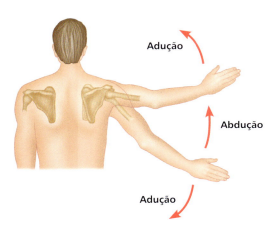

Abdução: Movimento de um osso para longe da linha mediana do corpo ou de um membro.

Adução: Movimento de um osso em direção à linha mediana do corpo ou de um membro.

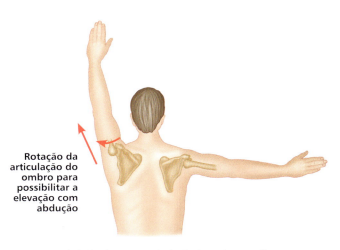

Abduzir o braço na articulação do ombro e então continuar elevando-o acima da cabeça, no plano frontal, pode ser chamado de **elevação com abdução**.

Exercício e movimento: abordagem anatômica

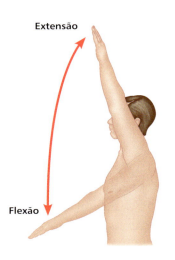
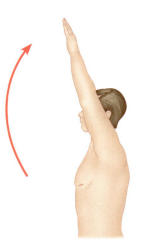
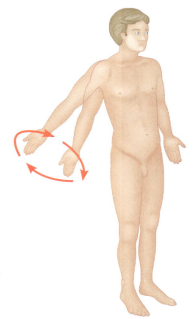

Flexionar o braço na articulação do ombro e então continuar elevando-o acima da cabeça, no plano sagital, pode ser chamado de **elevação com flexão**.

Extensão: Estender ou dobrar para trás, afastando-se da posição fetal.

Flexão: Inclinar-se de modo a diminuir o ângulo entre os ossos em uma articulação. A partir da posição anatômica, a flexão geralmente é para a frente, a não ser na articulação do joelho, em que é para trás. A maneira de lembrar disso é que a flexão é sempre em direção à posição fetal.

Circundução: Movimento em que a extremidade distal de um osso se move em círculo, ao passo que a extremidade proximal permanece estável; o movimento combina flexão, abdução, extensão e adução.

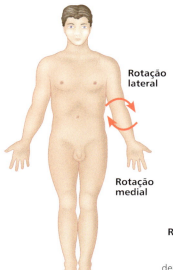

Rotação lateral: Girar para fora, para longe da linha mediana.

Rotação medial: Girar para dentro, em direção à linha mediana.

Figura 5.2 Movimentos da articulação do ombro.

Músculos da articulação do ombro

Os músculos que movimentam o braço precisam cruzar a articulação glenoumeral para fazê-lo; trata-se de um grande princípio da cinesiologia: se um músculo não cruzar de um dos ossos articulados para outro, como a articulação pode ser movida?

Exemplo: o músculo infraespinal cruza a articulação do ombro da escápula ao úmero para desempenhar sua função.

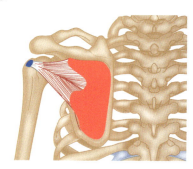

Figura 5.3 Músculo infraespinal.

Os músculos que cruzam a articulação do ombro anteriormente são o **peitoral maior**, a **parte clavicular do deltoide**, o **coracobraquial** e o **bíceps braquial**. Os músculos posteriores são o **supraespinal**, o **infraespinal**, o **redondo maior**, o **redondo menor**, o **latíssimo do dorso**, a **parte espinal do deltoide** e o **tríceps braquial**. O **subescapular** circunda os onze músculos da articulação do ombro, escondido atrás da caixa torácica e na face anterior da escápula. Os tendões desses músculos cruzam a articulação do ombro de um osso a outro.

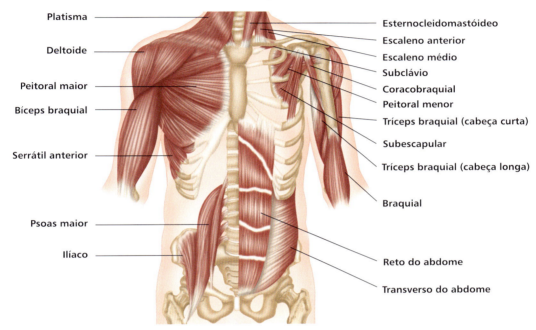

a)

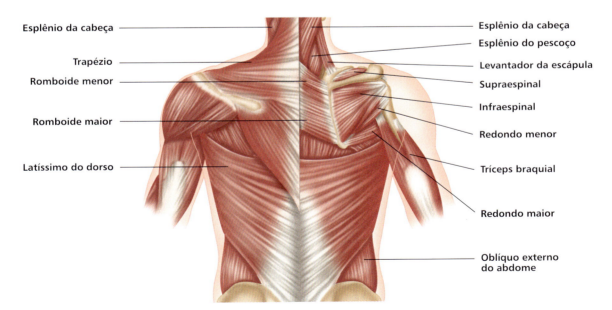

b)

Figura 5.4 Músculos superficiais e intermediários da parte superior do corpo; a) vista anterior, b) vista posterior.

A articulação do ombro é complexa, multifacetada e "multimúsculos". Esta seção irá focar nos três maiores músculos da articulação, bem como nos músculos do manguito rotador.

Deltoide

Multipeniforme é o músculo que tem vários tendões com fibras correndo na diagonal entre si, semelhante a uma pluma. O deltoide é um exemplo deste tipo de músculo. Revestindo superficialmente o ombro, o deltoide é dividido em três partes: clavicular, acromial e espinal.

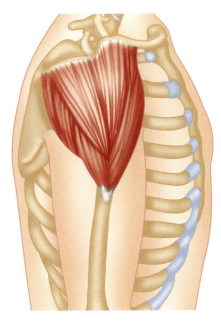

Figura 5.5 Deltoide (braço direito, vista lateral).

As fibras claviculares se inserem proximalmente na clavícula, as fibras acromiais no meio do acrômio da escápula e as fibras espinais na espinha da escápula, todas se unindo para formar o ventre do músculo deltoide e conferindo ao ombro sua forma arredondada. A inserção distal é na tuberosidade para o músculo deltoide do úmero.

Quando as três partes se contraem simultaneamente, abduzem o braço, trazendo-o para o lado e para cima no plano frontal. A maior parte dos movimentos de elevação envolve o deltoide.

A diversão ocorre ao tentar decifrar as diferenças. A parte clavicular do deltoide pode flexionar o braço, enquanto a parte espinal o estende. Essas são ações opostas no mesmo plano (sagital), o que parece ser impossível no mesmo músculo. No entanto, a localização ou percurso das fibras explica isso. A parte clavicular do deltoide também pode rotacionar medialmente, enquanto a parte espinal rotaciona lateralmente, e pode aduzir horizontalmente enquanto a espinal abduz horizontalmente. A parte acromial do deltoide é a menos complicada; só abduz sinergicamente com o músculo supraespinal.

Esse músculo tão complicado também atua como um amortecedor de impactos, protegendo o ombro de choques. Ele não age em qualquer outra articulação além do ombro. Uma vez que é tão visível, é um músculo popular na sala de musculação.

EXERCÍCIOS DE FORTALECIMENTO DO MÚSCULO DELTOIDE

Elevação lateral, desenvolvimento com barra (overhead press). Para isolar diferentes partes, realize todas as ações com o braço, utilizando halteres.

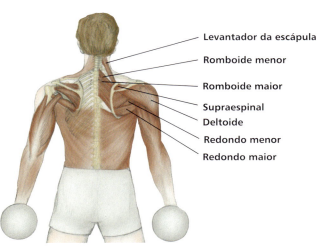

Figura 5.6 Elevação lateral com halter (*dumbbell standing lateral raise*).

TÉCNICA

Fique em posição ortostática, com os pés afastados na largura dos ombros. Coluna vertebral em posição neutra, joelhos soltos, halteres nas mãos em cada lado. Mantendo o cotovelo em um ângulo fixo de cerca de 10°, eleve os braços lateralmente até a altura dos ombros. Mantenha o punho, o cotovelo e o ombro alinhados. Abaixe e repita.

EXERCÍCIO DE ALONGAMENTO DO MÚSCULO DELTOIDE

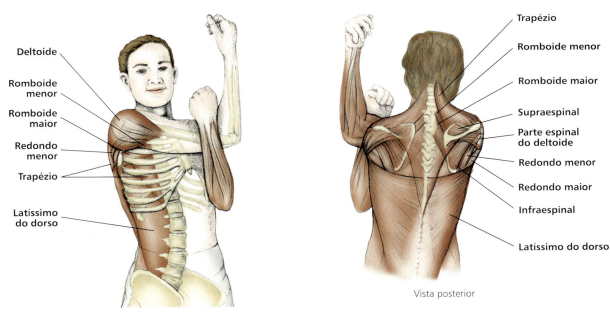

Figura 5.7 Alongamento do ombro com o cotovelo flexionado.

TÉCNICA

Fique em pé e coloque um braço cruzando o corpo. Flexione o cotovelo a 90° e puxe-o em direção ao ombro oposto. Mantenha o braço paralelo ao chão. Ver Figura 5.10 para alongamento da parte clavicular do deltoide.

Peitoral maior

Chamado de músculo "do peito", o peitoral maior recobre a parte superior do corpo da clavícula, esterno e costelas I a VI ao úmero. Dependendo de qual fonte é utilizada, este músculo tem duas ou três partes. As duas partes são chamadas de clavicular e esternal; as três partes são a clavicular, a esternocostal e a abdominal.

Outro músculo multipeniforme, o peitoral maior atua somente na articulação do ombro. O músculo peitoral menor, localizado sob o peitoral maior, na verdade atua em uma articulação diferente, o cíngulo do membro superior, o que será explicado na próxima seção.

O peitoral maior realiza uma "torção" interessante: ao se inserir distalmente no úmero, os tendões das duas partes rotacionam, de modo que a porção clavicular (superior) do tendão se insere abaixo da porção esternal no úmero.

A torção do tendão possibilita a ação de rotação medial, assim como a torção do latíssimo do dorso posteriormente. A outra ação de destaque de ambas as parte do peitoral maior é a adução horizontal, ou trazer os braços da lateral para a frente (do plano frontal ao sagital).

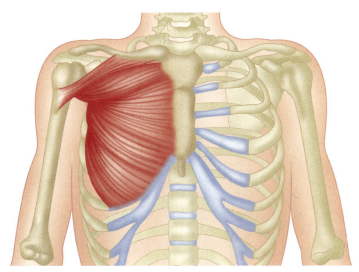

Figura 5.8 Peitoral maior.

As ações das duas partes diferem no plano sagital: a cabeça clavicular flexiona, enquanto a parte esternal estende. Isso é difícil de entender de um ponto de vista mecânico, já que o músculo peitoral maior como um todo é conhecido como um músculo anterior. Normalmente os músculos localizados anteriormente só são capazes de realizar ações em direção à frente do corpo; a extensão é uma ação que é posterior, de retorno, ou direcionada para trás do corpo.

Para complicar ainda mais o músculo, quando o braço está a 90° (aberto para o lado na altura dos ombros), a parte clavicular pode elevá-lo ainda mais pela abdução. Pode também abaixá-lo (adução) juntamente à porção esternal, abaixo de 90°.

EXERCÍCIOS DE FORTALECIMENTO DO MÚSCULO PEITORAL MAIOR

Supino reto (bench press)*, flexões* (push-up)*, arremesso de bola, natação, tênis.*

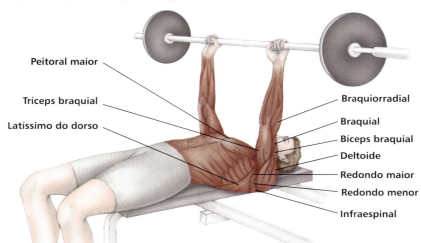

Figura 5.9. Supino reto (*bench press*).

TÉCNICA

Deite-se em um banco e segure uma barra acima do tórax com os braços diretamente acima da clavícula. Mantenha os braços estendidos, os pés apoiados e a coluna neutra. Segure a barra com as mãos afastadas além da largura dos ombros; inspire e abaixe a barra em direção ao tórax. Expire, estendendo os braços, empurrando-os até o teto, e retorne à posição inicial.

EXERCÍCIO DE ALONGAMENTO DO MÚSCULO PEITORAL MAIOR

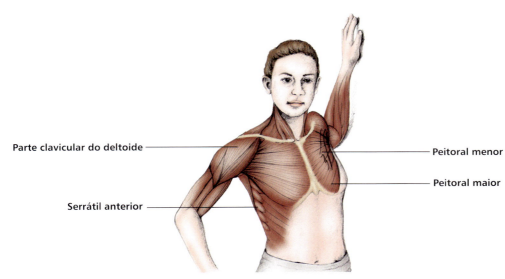

Figura 5.10 Exercício de alongamento do tronco com o braço flexionado.

TÉCNICA

Fique em pé com o braço estendido e o cotovelo a 90° direcionado para o chão. Posicione o antebraço contra um objeto fixo e rotacione os ombros e o corpo, afastando-se do braço estendido.

Latíssimo do dorso

Este músculo recobre mais da metade da parte média à inferior das costas. O nome do músculo significa "maior músculo das costas". Vai dos processos espinhosos das vértebras torácicas de TVII a TXII ao sacro e cristas ilíacas, cruzando então até o úmero.

Suas principais ações são a extensão, a adução e a rotação medial (interna) da articulação do ombro. É também um forte assistente da abdução horizontal enquanto em rotação medial, e da elevação do tórax em direção ao braço durante os exercícios de elevação de tronco em pronação (*pull-up*). Este é um músculo extremamente potente, trazendo tudo em direção ao corpo. É muito ativo na escalada, remo, natação, ginástica e até mesmo ao carregar uma mala.

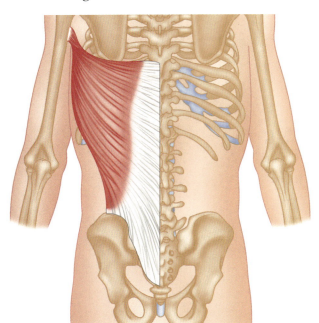

Figura 5.11 Latíssimo do dorso.

EXERCÍCIOS DE FORTALECIMENTO DO MÚSCULO LATÍSSIMO DO DORSO

Elevação de tronco em pronação (pull-up), *elevação de tronco em supinação* (chin-up), *puxador frontal aberto* (lat. pull-down) *e remada* (rowing).

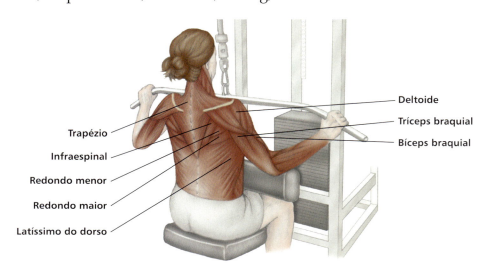

Figura 5.12 Puxador frontal aberto (*lat. pull-down*).

TÉCNICA

Sente-se com as coxas flexionadas sob a almofada e use uma pegada bem aberta para segurar a barra. Mantendo o tronco ereto, puxe a barra para baixo até tocar no tórax. Retorne à posição inicial.

EXERCÍCIOS DE ALONGAMENTO PARA O MÚSCULO LATÍSSIMO DO DORSO

Dog down *(postura do cachorro olhando para baixo) da yoga, prece maometana,* child's pose *do pilates.*

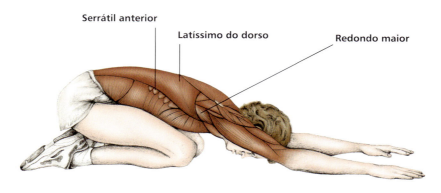

Figura 5.13 Prece maometana.

TÉCNICA

Ajoelhe-se no chão e leve as mãos à frente. Deixe a cabeça cair para a frente e empurre os glúteos em direção aos pés.

Manguito rotador

O nome engana: a rotação não é a principal função dos músculos do manguito rotador.

A principal função do manguito rotador é estabilizar a cabeça do úmero dentro da cavidade glenoidal; em outras palavras, ele segura o braço no lugar.

Isso é feito principalmente pelos tendões dos quatro músculos do manguito rotador da articulação glenoumeral: **supraespinal, infraespinal, redondo menor** e **subescapular** (em inglês, comumente chamados de músculos "**SITS**" – *supraspinatus, infraspinatus, teres minor e subscapularis*). Esses músculos são pequenos em comparação com os outros músculos da articulação do ombro, mas devem ser fortes o suficiente para suportar movimentos repetidos do braço, especialmente para a frente e/ou acima da cabeça. Quantas vezes alguém arremessa, alcança ou levanta alguma coisa? Esses movimentos são parte da vida cotidiana e especificamente importantes em muitos esportes: natação, beisebol, levantamento de peso, golfe etc. O estresse excessivo sobre esses tendões pode produzir inflamação ou laceração (parcial ou total), resultando em dor e lesão do manguito rotador. A prevenção é a melhor chave para a sobrevivência: exercitar o manguito antes de uma lesão reforçará a área articular.

A bolsa subacromial (um saco cheio de líquido) fornece lubrificação ao manguito rotador para ajudar no movimento (Figura 5.1a). Essa é a maior e mais comumente lesionada bolsa da região do ombro, por causa da tensão contínua sobre os músculos do manguito rotador. O uso excessivo é a principal causa de inflamação da bolsa.

REGIÃO DO OMBRO

Exercício e movimento: abordagem anatômica

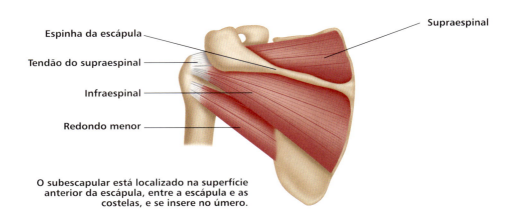

Figura 5.14 Músculos do manguito rotador.

EXERCÍCIOS DE FORTALECIMENTO DO MANGUITO ROTADOR

Os quatro músculos do manguito rotador desempenham ações que, quando combinadas, são a abdução, a rotação medial, a rotação lateral, a extensão e a abdução horizontal da articulação do ombro. Os exercícios a seguir desempenham essas ações, fortalecendo, portanto, os músculos:

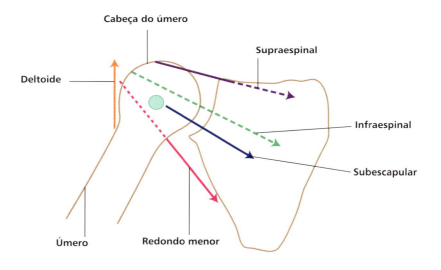

Figura 5.15 Direções da ação dos músculos do manguito rotador.

1. *Elevação lateral (lateral raise)* (nível I) (Figura 5.6)
   Abdução utilizando o deltoide e o **supraespinal**

   TÉCNICA

   Usando pesos ou faixas elásticas nas mãos para acrescentar mais resistência, comece com os braços para baixo nas laterais e eleve-os para fora até o nível do ombro. Mantenha a posição contando até 10 e então abaixe lentamente. Repita pelo menos três vezes.

2. *Elevação lateral (lateral raise) com rotação medial/lateral* (nível I)
Este exercício recruta todos os músculos do manguito rotador, além do deltoide

TÉCNICA

Ao realizar elevações laterais, rotacione os braços para a frente e para trás, com o cotovelo estendido ou flexionado. O antebraço vai para a frente para a rotação medial e para trás para a rotação lateral. Fazer com um braço de cada vez pode ser benéfico, para que o braço mais forte não assuma o movimento.

3. *Elevação lateral com halter – inclinado/crucifixo reverso* (bent-over lateral raises, reverse flyes) (nível II). Extensão horizontal – **infraespinal e redondo menor**

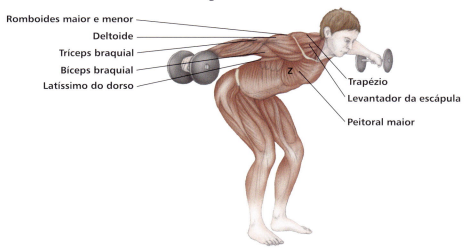

Figura 5.16 Elevação lateral com halter – inclinado *(bent-over lateral raise)*.

TÉCNICA

Assuma a posição do primeiro exercício, *elevação lateral*. Incline-se para a frente flexionando na cintura, com os joelhos levemente flexionados e os abdominais apoiando a coluna vertebral. Leve os braços em direção ao chão e, então, eleve-os para os lados. Essa mudança na posição do corpo possibilita a ação de extensão horizontal (às vezes chamada de abdução horizontal). Isso aciona dois dos rotadores: o redondo menor e o infraespinal. O latíssimo do dorso e o redondo maior também desempenham essa ação, mas não fazem parte do manguito rotador. Para isolar os dois músculos do manguito rotador, rotacione um pouco lateralmente.

4. *Desenvolvimento com halter* (dumbbell press) (nível II)
Abdução e rotação, **trabalhando todos os músculos do manguito rotador**

TÉCNICA

Sente-se com as costas retas segurando halteres nas mãos, com os braços nas laterais e os cotovelos flexionados. Levante e abaixe os braços em abdução; rotacione os braços para a frente e para trás. Para adicionar a extensão horizontal, coloque os braços atrás dos ombros. **A ação rotacional em direção às costas (rotação lateral do ombro, ou para fora) é essencial para o condicionamento do manguito rotador – e ótima para os golfistas, que precisam alongá-lo e fortalecê-lo.**

5. *Extensões* (dependendo de pesos) (nível I-III)
"Coice com os tríceps (*kickbacks*)".

TÉCNICA

Fique em pé com um pé na frente do outro para o equilíbrio, com os joelhos levemente flexionados. Incline-se para a frente flexionando na cintura, mantendo as costas retas. Enquanto segura no joelho da frente com a mão do mesmo lado, leve o outro braço para trás e para cima. Repita de 8 a 12 vezes, em séries, até a fadiga dos músculos.

6. *Natação (todas as modalidades)*

TÉCNICA

As **braçadas do nado costas e peito** na natação trabalham a rotação, a circundução (combinação de flexão, extensão, abdução e adução) e a extensão horizontal, respectivamente. Este é um exercício quase completo para a articulação do ombro – tente rotacionar lateralmente ao dar uma braçada do nado costas para variar.

O **nado borboleta** enfatiza a rotação medial ao extremo (contra a resistência da água, ao impulsionar o corpo para a frente). Isso pode causar danos ao manguito rotador, a menos que o condicionamento seja treinado: **fortalecer e alongar o ombro, mesmo durante o período fora de temporada.**

EXERCÍCIO DE ALONGAMENTO PARA O MANGUITO ROTADOR

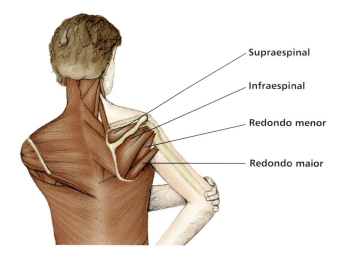

Figura 5.17 Alongamento do manguito rotador com o cotovelo afastado.

TÉCNICA

Em pé, com uma mão para trás no meio das costas e o cotovelo apontando lateralmente. Com a outra mão, puxe o cotovelo para a frente. Consulte a Figura 5.10 para alongar o músculo anterior do rotador manguito, o subescapular.

Articulações do cíngulo do membro superior

O cíngulo do membro superior é uma área articular separada que possibilita que a articulação do ombro tenha a sua grande amplitude de movimento. Três ossos se articulam em duas áreas diferentes para formar o cíngulo do membro superior: a clavícula, a escápula e o esterno. Os movimentos do cíngulo do membro superior são acionados principalmente na **articulação esternoclavicular**, que por sua vez move a escápula. Esse é o único ponto em que o esqueleto axial se conecta com o tronco.

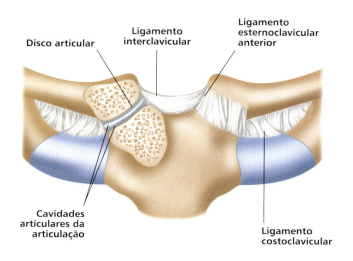

Figura 5.18 Articulação esternoclavicular (vista anterior). Observe que o aspecto posterior da articulação tem um ligamento esternoclavicular posterior similar, mas mais fraco do que o ligamento esternoclavicular anterior.

Movimentos do cíngulo do membro superior

O cíngulo do membro superior desempenha oito ações, novamente dependendo da fonte consultada (Figura 5.19). Para os fins deste livro, os movimentos mencionados são os que estão mais associados ao exercício. Eles são a **elevação**, o **abaixamento**, a **abdução (protração)** e a **adução (retração)**, a **rotação para cima e para baixo** e a **inclinação para a frente e para trás**. As ações são indicadas pelo modo como a escápula se move no espaço: a escápula se movendo para cima constitui a elevação, para baixo é o abaixamento; afastando-se da coluna vertebral, abdução; e movendo-se em direção à coluna, adução. A rotação para cima é realizada pelo ângulo inferior da escápula se movendo lateralmente e para cima; a rotação para baixo é o retorno dessa posição. A inclinação para a frente é mais bem vista quando o braço é estendido atrás do corpo, e a inclinação para trás pode acontecer em um exercício de ponte (*backbend*), em que a parte superior da escápula se move posteriormente.

Exercício e movimento: abordagem anatômica

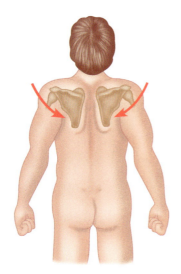

Retração: Movimento para trás no plano transversal, como ao levar o cíngulo do membro superior para trás, no estilo militar.

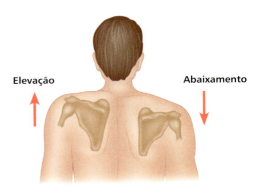

Elevação: Movimento de uma parte do corpo para cima ao longo do plano frontal. Por exemplo, a elevação da escápula ao encolher os ombros.

Abaixamento: Movimento de uma parte elevada do corpo para baixo, à sua posição original.

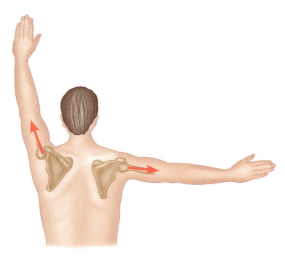

Rotação para cima: Movimento para cima e para fora do ângulo inferior da escápula.
Rotação para baixo: Retorno da posição.

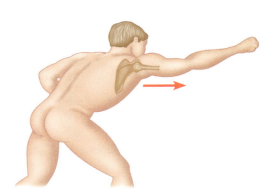

Protração: Movimento para a frente, no plano transversal. Por exemplo, a protração do cíngulo do membro superior, como ao arredondar o ombro.

Figura 5.19 Movimentos das articulações do cíngulo do membro superior.

Músculos do cíngulo do membro superior

Os seis músculos que atuam no cíngulo do membro superior são o **peitoral menor**, o **serrátil anterior**, o **subclávio**, o **levantador da escápula**, os **romboides** e o **trapézio** (Figura 5.4). Todos os seis músculos estão localizados no tórax anteriormente ou nas costas posteriormente. Dois deles, o levantador da escápula e a parte descendente do trapézio, são biarticulados com a parte cervical da coluna vertebral. O músculo maior, o trapézio, é digno de maiores considerações, já que seus componentes são muito específicos.

Trapézio

Segundo alguns textos, o músculo contém quatro partes, três em outras fontes. O trapézio recobre a parte superior das costas em forma de um semidiamante, e sua seção mais longa vai do crânio até a última vértebra torácica (TXII). Sua largura também é impressionante: vai da parte externa de um lado a outro. Embora grande, atua majoritariamente em uma articulação: o cíngulo do membro superior. Pode ajudar outras articulações na respiração ou na estabilidade, mas essencialmente eleva, abaixa, rotaciona ou traz a escápula para mais perto da coluna vertebral, como parte do cíngulo do membro superior. Seu nome é derivado do latim *"trapezium = a forma do músculo pareado"*; um quadrilátero sem lados paralelos. Também é tão especializado que pode desempenhar ações opostas no mesmo plano.

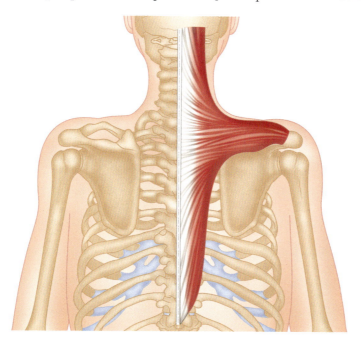

Figura 5.20 Trapézio.

No caso do músculo trapézio, é melhor listar suas partes e suas ações específicas:

Parte I (descendente): elevação da escápula, extensão da cabeça
Parte II (transversa): elevação, rotação para cima, adução
Parte III: adução
Parte IV (ascendente): abaixamento, rotação para cima, adução

Quando as partes do trapézio se contraem simultaneamente, a ação é uma potente adução, que traz a escápula para mais perto da coluna vertebral com a ajuda dos romboides. Esses músculos estão ativos na postura correta, e são usados ao levantar objetos pesados. As porções transversa e ascendente também podem rotacionar para cima, trazendo a parte inferior da escápula medialmente e para cima. Isso é feito em combinação com o levantamento dos braços para o lado. As partes I e II também elevam a escápula para cima, levantando os ombros como ao encolher os ombros, enquanto a parte IV pressiona os ombros para baixo.

Como o trapézio é grande e superficial, é bastante focado na musculação e na hipertrofia. A parte superior do músculo é afetada quando se está estressado, quando os ombros ficam tensionados por causa da tensão física e/ou emocional.

A conexão entre energia, tecido conjuntivo e contração muscular só agora está sendo cientificamente reconhecida.

EXERCÍCIOS DE FORTALECIMENTO PARA O MÚSCULO TRAPÉZIO

Elevação lateral inclinada (bent-over lateral raise), *rosca com barra em pronação* (upright row), *aparelho para remada* (rowing machines), *elevação para a parte superior com adução.*

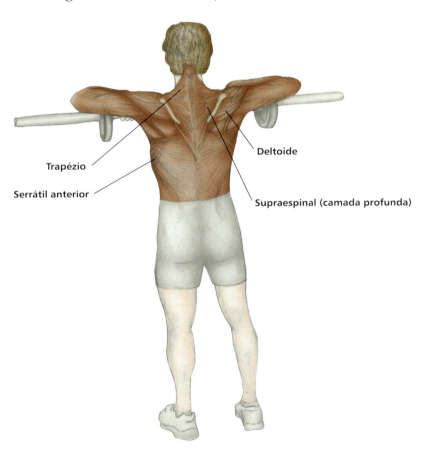

Figura 5.21 Rosca com barra em pronação *(upright row)*.

TÉCNICA

Segure a barra com a palma da mão para baixo, com as mãos um pouco mais próximas do que a largura do ombro, braços estendidos para baixo. Puxe as mãos verticalmente para cima até a parte superior do tórax, mantendo os cotovelos elevados. Retorne lentamente à posição inicial. **Atenção: a rosca com barra em pronação (*upright row*) pode comprometer a parte clavicular do deltoide se os ombros forem elevados em excesso; deve-se enfatizar o abaixamento da escápula.**

EXERCÍCIO DE ALONGAMENTO DO MÚSCULO TRAPÉZIO

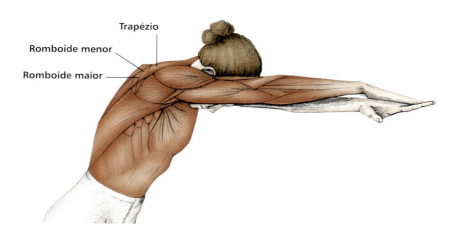

Figura 5.22 Alongamento da parte superior das costas levando os braços adiante.

TÉCNICA

Fique em pé com os braços adiante do corpo, cruzados um sobre o outro. Empurre as mãos para a frente, tanto quanto possível, e deixe a cabeça pender para a frente. Concentre-se em levar as mãos adiante e em separar as escápulas. Para a parte superior do trapézio, alongue a cabeça de um lado para o outro.

Resumo: a articulação do ombro e do cíngulo do membro superior combinadas

Os 17 músculos unidos por estas duas áreas articulares se contraem para mover a parte mais flexível, embora instável, do corpo. Flexível, pois pode desempenhar muitas ações (reflita sobre como o braço pode se mover em tantas direções); isso ocorre porque a articulação do ombro e o cíngulo do membro superior trabalham juntas para possibilitar maior amplitude de movimento. Quando o úmero se eleva na lateral (abdução da articulação do ombro), só se torna possível levantar o braço até a altura dos ombros porque o úmero atinge o acrômio da escápula. As articulações do cíngulo do membro superior então rotacionam para cima a fim de levantar a escápula, de modo que o úmero possa ir além. O mesmo acontece na flexão da articulação do ombro: o braço (úmero) sobe no plano sagital e atinge o acrômio; as ações da escápula possibilitam que o braço suba além.

A área é instável, como dito antes, porque a cavidade glenoidal não é profunda o suficiente para que o úmero caiba dentro dela. A gravidade e outras forças fazem com que os tendões e ligamentos trabalhem arduamente para manter a cabeça do úmero no lugar, ou *estabilizar a articulação*. A região do ombro é verdadeiramente única.

MAIS EXERCÍCIOS DE FORTALECIMENTO DO OMBRO

Há muitos outros exercícios que podem trabalhar os músculos do ombro. As **flexões (*push-up*)** contra resistência (força da gravidade) fortalecem os músculos peitoral maior, peitoral menor, serrátil anterior, parte clavicular do deltoide, coracobraquial, bíceps braquial e tríceps braquial. Adicione os músculos abdominais ao acioná-los para apoiar a coluna vertebral, estejam os joelhos flexionados ou estendidos. Mantenha os cotovelos junto ao corpo.

O **mergulho em barras paralelas (*dip*)** é um dos melhores exercícios para os braços e ombros, e pode ser feito com ou sem barra ou banco. Ele fortalece os músculos anteriores da articulação do ombro (peitoral maior, parte clavicular do deltoide) e os músculos posteriores da articulação do cotovelo (tríceps braquial e ancôneo). Também contrai concentricamente os abdutores e os músculos que fazem a inclinação posterior do cíngulo do membro superior (peitoral menor e serrátil anterior). O tríceps braquial é especialmente acionado.

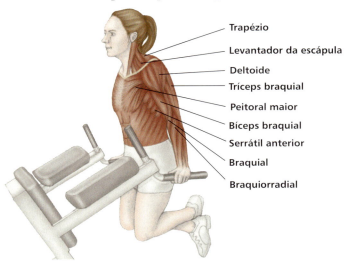

Figura 5.23 Mergulho em barras paralelas (*dip*).

TÉCNICA

Segure as barras com os braços estendidos e o tórax inclinado para a frente. Flexione os cotovelos a 90° e abaixe o corpo. Retorne à posição inicial. Se não houver barras ou aparelhos disponíveis, coloque o corpo em decúbito dorsal no chão, com os braços estendidos sob os ombros e os quadris longe do chão. Flexione e estenda os cotovelos. Nos níveis I a II, os joelhos estão flexionados, com os pés apoiados no chão. No nível III as pernas estão estendidas.

Na yoga, as posturas de **Cachorro olhando para cima** e **Cachorro olhando para baixo** (Capítulo 3, Figuras 3.14/3.15) são boas para o fortalecimento e a estabilização do ombro. A postura **Cachorro olhando para baixo** hiperflexiona a articulação do ombro e aduz e abaixa o cíngulo do membro superior. Isso envolve os músculos da parte anterior da articulação do ombro e os músculos posteriores do cíngulo do membro superior (trapézio e romboides), assim como o subclávio. A postura **Cachorro olhando para cima** também aduz o cíngulo do membro superior e trabalha a estabilização da articulação do ombro, contraindo isometricamente os extensores.

A posição da yoga de **prancha** envolve uma flexão isométrica e é semelhante ao **apoio na frente (*front support*)** do pilates. Ambos os exercícios podem incluir o abaixamento lento até o chão para contrair excentricamente os músculos flexores da articulação do ombro, os abdutores do cíngulo do membro superior e os extensores do cotovelo. Esses mesmos músculos se contraem concentricamente ao elevar-se do chão contra a gravidade. A **prancha reversa (*reverse plank*)** da yoga (semelhante ao **mergulho em barras paralelas [*dip*]**, mas com os braços estendidos) é um ótimo exercício para estabilizar a região do ombro. Deve-se ter cuidado, já que o braço está em uma posição hiperestendida e a escápula está inclinada para a frente.

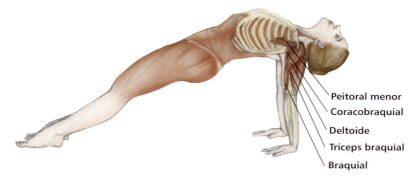

Figura 5.24 Postura da prancha ascendente (*Purvottonasana*).

TÉCNICA

Sente-se e coloque as mãos no chão alguns centímetros atrás dos quadris, com os dedos apontando para a frente. Com os joelhos flexionados ou estendidos, pressione os pés e as mãos para baixo no chão e levante os quadris. Mantenha as escápulas contra as costas e para baixo para levantar o tórax. Deixe a cabeça alinhada com a coluna vertebral para evitar que o pescoço se hiperestenda demais. Este exercício é ideal como abrir o tórax, alongar o aspecto anterior do corpo.

MAIS EXERCÍCIOS DE ALONGAMENTO DO OMBRO

Geralmente não se dá muita atenção ao alongamento dos músculos ao redor do ombro. Muitas pessoas se concentram na força, seja para a aparência ou para um desempenho melhor, desconsiderando a rotina de alongamentos. Sem alongamento, os músculos podem ganhar volume; e essa situação pode limitar a flexibilidade. Lembre-se que o alongamento alonga os músculos, possibilitando uma melhor amplitude de movimento das articulações, o que é a definição de flexibilidade.

Ter uma amplitude de movimento mais livre com o treinamento de força adequado pode evitar lesões.

Alongar é simples e rápido, e mais eficaz quando feito depois de um treino pesado. Os exercícios listados são todos fáceis e podem ser feitos por qualquer um. As pessoas que desenvolveram a parte superior do corpo até proporções enormes terão problemas, porque seus músculos vão "ficar no caminho". Muitos alunos não são capazes de fazer o primeiro exercício, porque não conseguem tocar a mão no ombro do mesmo lado – o tríceps braquial pode estar encurtado e o bíceps braquial muito volumoso.

Círculos com os braços flexionados

TÉCNICA

Coloque a mão direita sobre o ombro direito, a mão esquerda sobre o ombro esquerdo e faça círculos com os cotovelos até a amplitude de movimento máxima, dez círculos em cada sentido.

Alongamentos laterais

TÉCNICA

Entrelace as mãos na frente do tórax e gire-as "de dentro para fora". Levante os braços acima da cabeça, mantendo os ombros para baixo, depois alongue para a direita e para a esquerda. Mantenha os cotovelos estendidos, se possível.

Alongamento com uma toalha

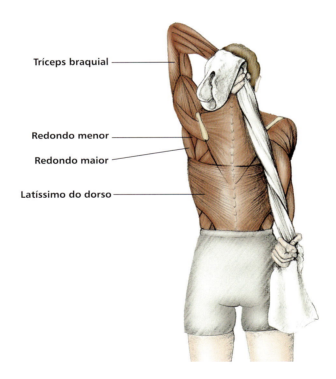

Figura 5.25 Alongamento com uma toalha.

TÉCNICA

Pegue uma toalha, tira ou faixa e segure uma das extremidades em cada mão. Mova os braços para a frente e para trás, até a máxima amplitude de movimento.

Fim dos mitos sobre o ombro

Trabalhar o latíssimo do dorso não significa fazer exercícios para as costas
Inúmeros estudantes têm contado como estão exercitando suas costas para trabalhar seus latíssimos do dorso. As costas não são uma articulação; o latíssimo do dorso está localizado na parte posterior da região superior do corpo, mas atua sobre a articulação do ombro. Se ele precisar ser fortalecido, deve-se aduzir, estender, rotacionar medialmente ou abduzir horizontalmente o úmero (braço) como parte da articulação do ombro. O latíssimo do dorso não atua sobre a coluna vertebral ou cintura escapular, que são as únicas áreas articulares das costas – ele atua sobre o ombro. **O latíssimo do dorso atua na articulação do ombro, não na coluna vertebral**.

Luxação e separação do ombro não são sinônimos
A luxação ocorre quando o úmero e a escápula efetivamente não estão se articulando entre si. A separação geralmente ocorre quando o acrômio da escápula e a clavícula se separam na articulação acromioclavicular. **A verdadeira articulação do ombro é a articulação entre o úmero e a cavidade glenoidal da escápula, que move o braço.**

O ombro congelado pode ser descongelado
Muitas pessoas sofrem de uma condição conhecida como "ombro congelado", que pode variar de inflamação e dor a imobilidade completa. Os ligamentos ficam inflamados e limitam a amplitude de movimento, ou pode haver cicatrizes impedindo o movimento. **O tratamento pode variar de métodos anti-inflamatórios, fisioterapia e/ou uma possível cirurgia, mas é tratável.**

As pessoas não têm a mesma amplitude de movimento no ombro
A amplitude de movimento pode ser limitada pelos seguintes fatores: estrutura óssea, elasticidade ligamentar, condição muscular, lesão e até mesmo nutrição. **A amplitude de movimento em qualquer articulação é altamente individualizada.**

Principais músculos envolvidos nos movimentos da região do ombro

Articulação do ombro

Flexão
Deltoide (parte clavicular); peitoral maior (parte clavicular: a parte esternocostal flexiona o úmero estendido até a posição de repouso); bíceps braquial; coracobraquial

Extensão
Deltoide (porção espinal); redondo maior (do úmero flexionado); latíssimo do dorso (do úmero flexionado); peitoral maior (parte esternocostal do úmero flexionado); tríceps braquial (cabeça longa até a posição de repouso); redondo menor; infraespinal

Abdução
Deltoide (porção acromial); supraespinal; bíceps braquial (cabeça longa; ação fraca); peitoral maior (cabeça clavicular) acima de 90°

Adução
Peitoral maior; redondo maior; latíssimo do dorso; tríceps braquial (cabeça longa); coracobraquial (fraca)

Rotação lateral
Deltoide (parte espinal); infraespinal; redondo menor

Rotação medial
Peitoral maior; redondo maior; latíssimo do dorso; deltoide (parte clavicular); subescapular

Flexão horizontal (adução horizontal)
Deltoide (parte clavicular); peitoral maior; subescapular; bíceps braquial; coracobraquial

Extensão horizontal (abdução horizontal)
Deltoide (parte espinal); infraespinal; redondo menor; latíssimo do dorso e redondo maior quando o ombro está rotacionado lateralmente

Cintura escapular

Elevação
Trapézio (parte descendente); levantador da escápula; romboide menor; romboide maior

Abaixamento
Trapézio (parte ascendente); peitoral menor; subclávio

Protração (abdução)
Serrátil anterior; peitoral menor

Inclinação anterior
Peitoral menor

Retração (adução)
Trapézio (partes transversa e ascendente); romboide menor; romboide maior

Deslocamento lateral do ângulo inferior da escápula (rotação para cima)
Serrátil anterior; trapézio (partes transversa e ascendente)

Deslocamento medial do ângulo inferior da escápula (rotação para baixo)
Peitoral menor; romboide menor; romboide maior

Articulações do cotovelo e radiulnar

6

Articulação do cotovelo

A articulação do cotovelo é composta pelo úmero (osso do braço), rádio e ulna (os dois ossos do antebraço, sendo a ulna o mais medial). Na extremidade distal do úmero estão a tróclea e o capítulo, que juntos formam parte da articulação do cotovelo com o rádio e a ulna.

Articulação radiulnar

Muitas vezes confundida com a articulação do cotovelo, a articulação radiulnar é uma articulação rotatória distinta, classificada como uma articulação em pivô. É uniaxial, atuando apenas no plano horizontal/transversal, realizando os movimentos rotacionais de supinação e pronação.

Articulação do cotovelo

O cotovelo é uma articulação em dobradiça verdadeira (gínglimo), o que significa que atua apenas no plano sagital e pode realizar apenas as ações de flexão e extensão. Os ligamentos e músculos trabalham em conjunto para fornecer estabilidade e mobilidade à articulação.

O ligamento colateral ulnar (medial) é composto de três bandas fortes, oblíqua anterior, oblíqua posterior e transversa, que reforçam o lado medial da cápsula articular. O ligamento colateral radial (lateral) é um forte ligamento triangular que reforça a parte lateral da cápsula articular. Esses ligamentos conectam o úmero à ulna e agem em conjunto para estabilizar o cotovelo. O ligamento anular do rádio liga a cabeça do rádio à ulna, formando a articulação radiulnar proximal.

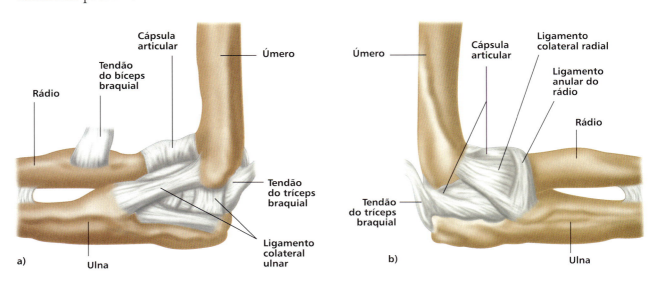

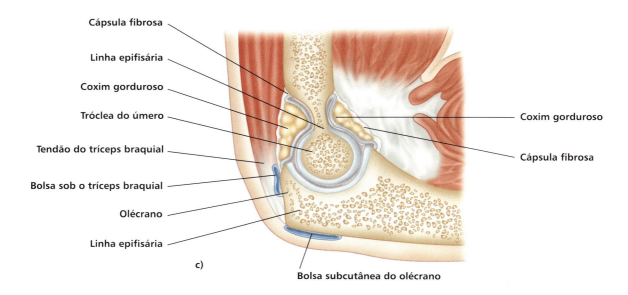

Figura 6.1 Articulação do cotovelo (braço direito); a) vista lateral, b) vista medial, c) vista médio-sagital.

Os músculos anteriores do cotovelo são o **bíceps braquial**, o **braquiorradial**, o **braquial** e o **pronador redondo**. Os músculos posteriores são o **tríceps braquial** e o **ancôneo**. Os tendões desses músculos agem como estabilizadores, cruzam a articulação do cotovelo e, assim, fornecem segurança extra. É fácil determinar a ação dos músculos: os flexores são anteriores (posição anatômica), os extensores são posteriores. Alguns dos músculos extrínsecos do antebraço também podem auxiliar na flexão, mas a contração é muito fraca. A terminologia ajuda a decifrar alguns dos músculos:

Bíceps = duas cabeças, tríceps = três cabeças.

Bíceps braquial quer dizer que o músculo tem duas cabeças e está no braço.
Tríceps braquial significa que o músculo tem três cabeças e está no braço.

O bíceps braquial e o tríceps braquial são multiarticulares (atuam em mais de uma articulação) e ambos têm mais de uma "cabeça". Isso significa que têm mais de dois pontos de inserção (normalmente um músculo tem um tendão de inserção proximal e outro de inserção distal nos ossos).

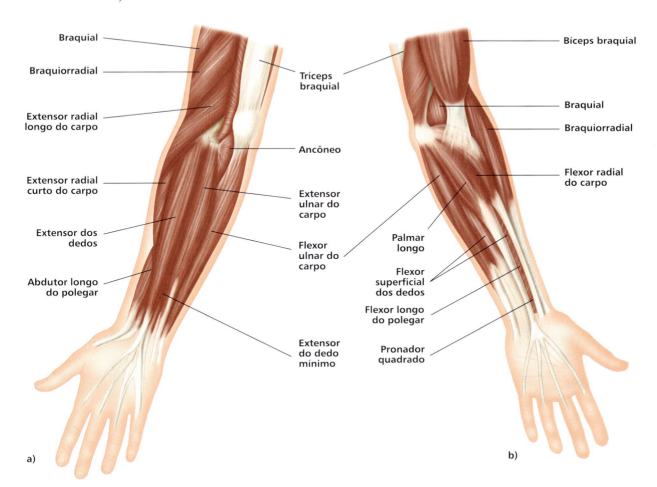

Figura 6.2 Músculos superficiais do braço; a) vista posterior, b) vista anterior.

Bíceps braquial

Vulgarmente conhecido como bíceps, este músculo cruza três articulações: ombro, cotovelo e radiulnar; por isso, poderia ser chamado de "triarticular". As cabeças longa e curta cruzam a articulação do ombro, inserindo-se proximalmente em duas partes diferentes da escápula: o processo coracoide e a cavidade glenoidal. Ambas as cabeças se juntam para formar o ventre muscular principal, que se contrai para produzir flexão do ombro e cotovelo e supinação do antebraço. Distalmente, ou mais distante do centro do corpo, o bíceps braquial se separa novamente para cruzar o cotovelo e se inserir no rádio e na aponeurose do músculo bíceps braquial.

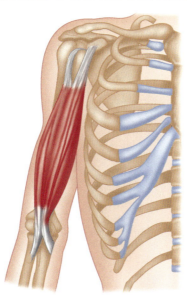
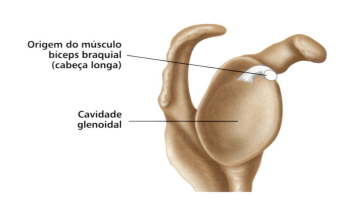

Figura 6.3 Bíceps braquial.

A contração do bíceps braquial na articulação do ombro é fraca; seu papel mais importante é na estabilidade, mantendo a cabeça do úmero na cavidade glenoidal. O bíceps braquial não é um músculo do manguito rotador, ainda que possa ser afetado do mesmo modo que o manguito, se a estabilidade da articulação do ombro for comprometida. A cabeça longa do bíceps braquial passa pelo sulco bicipital do úmero; essa pequena via pode ficar apertada, especialmente se o tendão estiver inflamado.

A **tendinite** é uma lesão por uso excessivo comum; pode ser curada apenas com repouso e redução do inchaço (gelo é o melhor tratamento, não comprimidos ou injeções). Qualquer movimento para a frente da articulação do ombro vai inibir o processo de cicatrização; mostrou-se que o alongamento ajuda a melhorar a rigidez por acúmulo de tecido cicatricial. A tendinite do cotovelo também é comum (páginas 111-112).

A contração é mais forte na altura do cotovelo, em que o bíceps braquial flexiona a articulação (dobra o cotovelo). Se o antebraço está supinado (palma da mão para cima), como em um exercício de rosca ou barra fixa, é ainda mais potente. Ao serem solicitadas a "mostrar o muque", as crianças (e adultos) flexionam o cotovelo para mostrar o bíceps. O músculo não flexiona, a articulação o faz; o músculo só é capaz de se contrair.

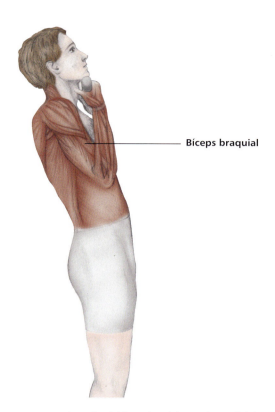

Figura 6.4 Elevação de tronco em supinação *(chin-up)*: o bíceps braquial é mais potente quando o antebraço está supinado (palma da mão para cima).

Tríceps braquial

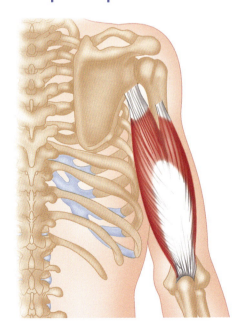

Este é um dos poucos músculos do corpo humano com três cabeças verdadeiras: longa, curta e medial. A cabeça longa é a única que atua no ombro. Ela cruza a articulação e vai do úmero à escápula, estendendo e aduzindo o braço. As duas outras cabeças se originam na parte superior do braço e as três formam o ventre muscular, cruzando então a articulação do cotovelo até a ulna. É um músculo biarticulado.

Figura 6.5 Tríceps braquial.

No cotovelo, o tríceps braquial é o principal extensor, ou retificador, do cotovelo. A maior parte das pessoas acha que esse é o único extensor do cotovelo, mas o pequeno músculo ancôneo que está sob o tríceps também ajuda.

As mulheres tendem a ter tríceps mais fracos à medida que envelhecem, com um amolecimento do tecido na parte de baixo do braço. Isso está diretamente relacionado com as atividades desempenhadas pelo braço diariamente. Nas sociedades antigas, a maior parte do trabalho doméstico era feito pelas mulheres; levantar e carregar crianças também é um movimento repetitivo diário para muitas mulheres. Essas práticas são feitas com os braços na frente do corpo; portanto, trabalham-se os músculos anteriores. Na verdade, a maior parte das pessoas, não importa qual sua profissão ou sexo, tende a usar mais a frente da parte superior do corpo. O tríceps braquial é um músculo posterior; a melhor posição para hipertrofiá-lo é com o cotovelo estendido e o braço indo além atrás do corpo, usando resistência contra a extensão do braço. Pode-se também pressionar a mão contra uma parede com o cotovelo estendido, e o tríceps braquial irá se contrair isometricamente, o que o fortalece.

EXERCÍCIOS DE FORTALECIMENTO E ALONGAMENTO PARA OS MÚSCULOS DO COTOVELO

Muitos exercícios (números de página indicam os ilustrados) podem ser realizados para fortalecer e alongar os músculos do cotovelo. Use a tabela a seguir para esclarecimentos acerca dos exercícios.

Exercícios	Músculos	Fortalecimento ou alongamento
Rosca com halter (*biceps curl*) p. 114	Bíceps braquial, braquial, braquiorradial	Fortalecimento, contração concêntrica
Elevação de tronco em supinação (*chin-up*), elevação de tronco em pronação (*pull-up*) p. 109/115	Bíceps braquial, braquial, braquiorradial	Fortalecimento, contração concêntrica
Flexão (*push-up*)	Tríceps braquial, ancôneo	Fortalecimento, contração concêntrica
Postura dos quatro apoios (*Chataranga dandasana*)	Tríceps braquial, ancôneo	Fortalecimento, contração excêntrica
Cachorro olhando para cima (*Urdhva mukha svanasana*) p. 44	Tríceps braquial, ancôneo	Fortalecimento, contração concêntrica
Cachorro olhando para baixo (*Adho mukha svanasana*) p. 44	Tríceps braquial, ancôneo	Fortalecimento, contração isométrica
Postura de prancha ascendente (*Purvottanasana*) p. 101	Tríceps braquial, ancôneo	Fortalecimento, contração isométrica
Mergulho em barras paralelas (*dip*) p. 100	Tríceps braquial, ancôneo (bíceps braquial na articulação do ombro)	Fortalecimento, contração concêntrica
Parada de cotovelo (*elbow stands* ou golfinho)	Bíceps braquial, braquial, braquiorradial	Fortalecimento, contração isométrica
Parada de mão (*Adho mukha vrksasana*) p.123	Tríceps braquial, ancôneo	Fortalecimento, contração isométrica
Serra (*saw*) do pilates p. 59	Tríceps braquial (braço da frente) Bíceps braquial (braço de trás)	Alongamento
Postura da cara de vaca (*Gomukhasana*)	Tríceps braquial (braço de cima) Bíceps braquial (braço de baixo)	Alongamento
Postura da águia (*Garudasana*) p. 115	Tríceps braquial (cabeça longa)	Alongamento
Postura do arco (*Dhanurasana*)	Bíceps braquial, braquial, braquiorradial	Alongamento
Natação (nado *crawl*)	Bíceps braquial e tríceps braquial (dependendo da parte da braçada)	Fortalecimento, alongamento (dependendo da parte da braçada)
Natação (nado costas)	Tríceps braquial, ancôneo	Fortalecimento, contração concêntrica (alongamento para o bíceps braquial)
Remo	Bíceps braquial, braquial, braquiorradial	Fortalecimento, contração concêntrica
Caiaque	Bíceps braquial, braquial, braquiorradial (braço de trás) Tríceps braquial, ancôneo (braço da frente)	Fortalecimento, contração concêntrica Fortalecimento, contração concêntrica

O tríceps braquial é trabalhado na articulação do cotovelo e o bíceps braquial na articulação do ombro.

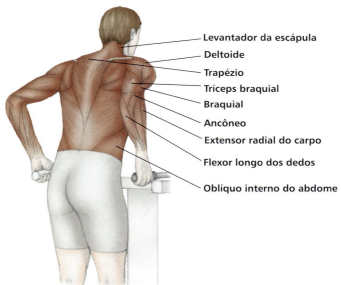

Figura 6.6 Mergulho em barras paralelas (*dip*).
Exercício de fortalecimento do tríceps braquial e do ancôneo.

TÉCNICA

Abaixe o corpo até que os braços fiquem paralelos ao chão. Os joelhos devem estar ligeiramente atrás dos quadris e o tórax ligeiramente na frente. Retorne à posição inicial estendendo os cotovelos.

Lesões do cotovelo

Cotovelo de tenista (epicondilite lateral)

As regiões lateral e medial do cotovelo são pontos de inserção de tendões que também direcionam os movimentos do punho e da mão. Esse ponto comum de inserção de tendões pode se tornar inflamado, em particular com os movimentos repetitivos que envolvem a preensão e torção, como ao jogar tênis, ou virar uma chave de fenda. A jardinagem também pode ser responsável. Em geral, há sensibilidade na região lateral do cotovelo; nas lesões agudas, pode haver inchaço. Esse é um problema de tendinite e, portanto, é necessário repouso e redução da inflamação. A fisioterapia pode ser útil; a prevenção envolve abordar qualquer encurtamento ou fraqueza muscular.

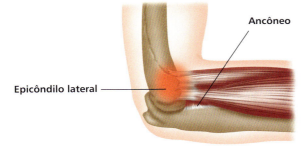

Figura 6.7 Cotovelo de tenista.

Cotovelo de golfista (epicondilite medial)

O cotovelo de golfista é menos comum, mas similar ao cotovelo de tenista, em que a inserção tendínea comum do interior da articulação pode se tornar inflamada. Isso acontece com os movimentos repetitivos que envolvem preensão e cargas pesadas, ou quando uma força medial é dirigida para cima, como em uma tacada de golfe. A técnica apropriada e o alongamento depois de um jogo podem ajudar a prevenir esta condição.

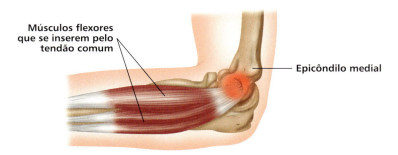

Figura 6.8 Cotovelo de golfista.

Articulação radiulnar

A **supinação** é mais bem descrita nesta articulação como a posição com a palma da mão voltada para a frente (posição anatômica) ou para cima. O rádio rotaciona lateralmente para uma posição paralela à ulna. Na **pronação**, a palma da mão está voltada para trás, ou para baixo. O rádio rotaciona medialmente, de modo a cruzar diagonalmente a ulna.

O rádio e a ulna se unem em dois pontos de articulação diferentes: proximal e distal. Os ossos são curvos; caso contrário, iriam se chocar um com o outro durante a rotação do rádio. Na extremidade proximal (próxima do cotovelo), existe um "anel" formado pela incisura radial e pelo ligamento anelar, alinhada com a membrana sinovial. Esse anel facilita a rotação do rádio durante a pronação. Na extremidade distal (perto do punho), existe um disco articular, que é um forte ponto de inserção para a ulna e o rádio. A membrana interóssea também conecta os dois ossos e limita o excesso de supinação.

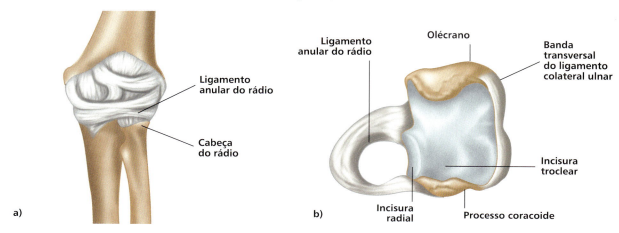

Figura 6.9 Articulação radiulnar proximal; a) braço esquerdo, vista anterior, b) braço esquerdo, vista superior.

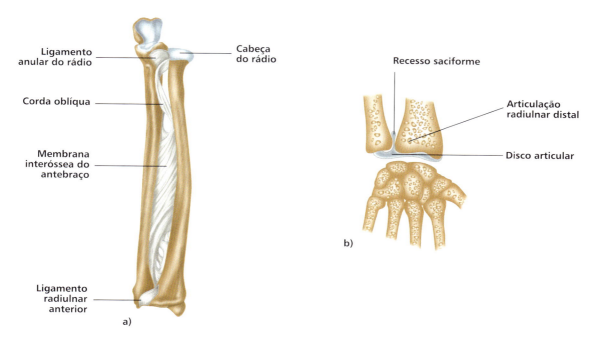

Figura 6.10 Articulação radiulnar distal; a) braço esquerdo, vista anterior, b) braço/mão esquerda, vista coronal.

Esses movimentos são necessários para muitas atividades da vida diária: girar uma chave ou uma chave de fenda, virar as páginas de um livro, segurar um objeto em cima da palma da mão. Se esses movimentos forem realizados com o cotovelo estendido, podem ser confundidos com a rotação da articulação do ombro. A pronação da articulação radiulnar pode acompanhar a rotação medial do ombro; a supinação extrema pode possibilitar a rotação lateral do ombro. Ao flexionar o cotovelo, pode-se facilmente visualizar o movimento isolado da articulação radiulnar.

Músculos da articulação radiulnar

Os dois principais pronadores são o **pronador redondo** e o **pronador quadrado**. O pronador redondo é proximal, cruzando o cotovelo para ajudar na flexão. O pronador quadrado é distal, e traciona o rádio sobre a ulna.

Os dois principais supinadores são os músculos **bíceps braquial** e **supinador**. O bíceps braquial ajuda a descruzar o rádio de uma posição pronada. O supinador tem duas camadas e envolve o rádio para possibilitar a supinação. Pode ser isolado do bíceps braquial, estendendo-se o cotovelo ao realizar a supinação, como no arremesso de uma bola em curva no beisebol. Quando o cotovelo está flexionado, aciona-se mais o bíceps braquial na supinação, como no exercício de rosca com halter (*biceps curl*).

Um quinto músculo entra em jogo em ambas as ações: o **braquiorradial**. Sua principal função é a flexão do cotovelo, mas pode supinar de volta à posição neutra a partir da pronação extrema; a partir da supinação extrema, pode pronar de volta para a posição neutra. Pode ser encontrado na maior parte dos indivíduos com músculos do antebraço proeminentes.

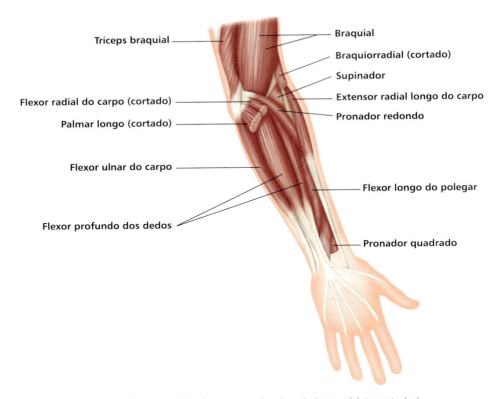

Figura 6.11 Músculos profundos do braço (vista anterior).

EXERCÍCIOS PARA OS MÚSCULOS DA ARTICULAÇÃO RADIULNAR

Pesos de mão e halteres são úteis no desenvolvimento desta articulação. Ao fazer uma rosca com halter (*biceps curl*), simplesmente supine enquanto flexiona o cotovelo e prone ao estendê-lo. Pode-se também fazer isso com polias, ou isso pode ser incorporado ao exercício Cem (*Hundred*) do pilates.

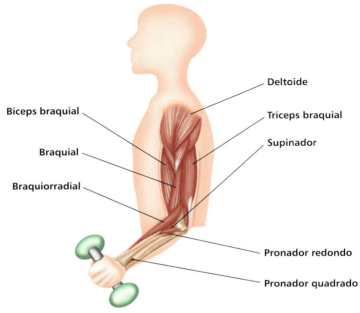

Figura 6.12 Rosca com halter (*biceps curl*) utilizando halteres para fortalecer a articulação do cotovelo.

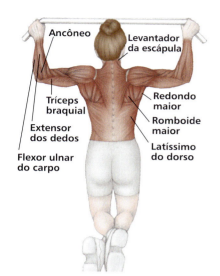

A pegada na barra ou halter com a mão sobre a barra, com os polegares voltados um para o outro, é indicada para a pronação. Um exercício de rosca com barra em pronação (*upright row*) usa essa pegada. Ao pendurar-se em uma barra na posição pronada, o exercício seria chamado de "elevação de tronco em pronação (*pull-up*)" conforme se eleva o corpo.

A pegada com a mão por baixo da barra envolve o antebraço em posição supinada, em que os polegares estão voltados para fora. Isso acontece no exercício de elevação de tronco em supinação (*chin-up*), em que o bíceps braquial se contrai concentricamente na subida e excentricamente na descida (Figura 6.4).

Figura 6.13 Elevação de tronco em pronação (*pull-up*).

TÉCNICA

Com as palmas voltadas para fora do corpo em uma barra alta, afastadas pelo menos na largura dos ombros, comece puxando o corpo para cima e então abaixe-o; pode-se usar repetições e séries até a sobrecarga, fortalecendo, por conseguinte, os músculos.

Na yoga, a maior parte das posturas é feita em uma posição pronada. O equilíbrio do braço, na verdade, vai afetar principalmente o punho. Pode-se sempre supinar e pronar ao fazer o **Guerreiro II** (*Warrior II*).

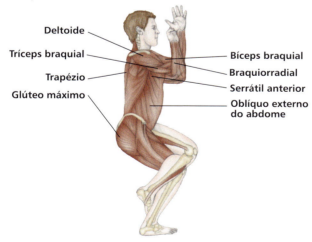

Figura 6.14 Postura da águia (*Garudasana*).

TÉCNICA

Cruze o braço direito sobre o esquerdo na altura dos cotovelos, então supine (vire as palmas das mãos uma em direção à outra) ao flexionar os cotovelos. Sustente para alongar; repita do outro lado. A postura completa envolve também ficar em apoio unipodal e enrolar a perna oposta na perna apoiada no chão, conforme flexiona os joelhos e quadris. Os antebraços se pronam com facilidade; adicionar a supinação vai dificultar a postura e completar as *asanas*.

Exercício e movimento: abordagem anatômica

ARTICULAÇÕES DO COTOVELO E RADIOULNAR

Fim dos mitos sobre as articulações do cotovelo e radiulnar

O cotovelo não rotaciona

O cotovelo é uma articulação em dobradiça verdadeira, o que significa que só pode atuar no plano sagital e desempenhar as ações de flexão e extensão. Isso acontece principalmente no ponto de articulação entre o úmero e a ulna. A rotação no plano transverso, ou no plano horizontal, ocorre em outra articulação, a articulação radiulnar, abaixo do cotovelo. **A rotação do braço (supinação e pronação) ocorre na junção entre os ossos rádio e ulna, não no cotovelo. Isso possibilita que a mão vire para cima ou para baixo.**

O cotovelo de tenista e o cotovelo de golfista não ocorrem apenas na prática desportiva

Duas lesões comuns no cotovelo são as lesões por uso excessivo, chamadas de cotovelo de tenista e cotovelo de golfista. O cotovelo de golfista envolve o tendão flexor comum, que se origina no epicôndilo medial do úmero no aspecto interno do cotovelo. O cotovelo de tenista é uma lesão similar, mas que ocorre na origem comum dos extensores do lado de fora do cotovelo, no epicôndilo lateral do úmero. Ambas as lesões são, na verdade, tendinites, que também podem ocorrer por outras atividades, como a jardinagem excessiva e a limpeza da casa. **A repetição extrema pode causar lesão.**

Os ossos do cotovelo não estão em linha reta

Há um alinhamento estranho quando o braço está estendido (reto), com a palma da mão voltada para a frente ou para cima (supinação), o chamado "ângulo de carga". Os ossos do úmero e do antebraço não estão perfeitamente alinhados. Há um desvio da linha reta que ocorre na direção do polegar, perceptível na posição anatômica. Essa angulação possibilita que o braço fique suspenso sem bater nos quadris. A angulação pode variar, especialmente entre a mão dominante e a não dominante. **"A forma depende da função". As forças naturais podem afetar a posição do corpo.**

Principais músculos envolvidos nos movimentos das articulações do cotovelo e radiulnar

Articulação do cotovelo

Flexão

Braquial; bíceps braquial; braquiorradial; pronador redondo; extensor radial longo e curto do carpo; flexor radial e ulnar do carpo; flexor superficial dos dedos; palmar longo (os seis últimos músculos são flexores fracos do cotovelo)

Extensão

Tríceps braquial; ancôneo; extensor ulnar do carpo; o extensor dos dedos e o extensor do dedo mínimo são extensores fracos

Articulação radiulnar

Supinação

Supinador; bíceps braquial; braquiorradial; extensor longo do polegar; o extensor do dedo indicador e o adutor do polegar são supinadores fracos

Pronação

Pronador quadrado; pronador redondo; braquiorradial; o flexor radial do carpo e o extensor radial curto do carpo são pronadores fracos

Punho e mão

7

O punho e mão são compostos por 27 ossos, inúmeros ligamentos e muitos músculos e tendões, que fornecem motricidade aos dedos. O punho e a palma da mão abrigam os oito ossos do carpo, cuja fileira proximal compreende o escafoide, o semilunar, o piramidal e o pisiforme, articulando--se com o rádio e a ulna para formar a articulação radiocarpal. É aqui que ocorrem as principais ações do punho; como uma articulação condiloide (elipsoide), pode realizar a flexão, a extensão, a abdução e a adução. A combinação dessas quatro ações é a circundução.

A fileira distal dos ossos carpais, que compreende o trapézio, o trapezoide, o capitato e o hamato, une-se aos cinco metacarpais, que se articulam com as falanges proximais. Do mínimo ao indicador, cada dedo tem três falanges, enquanto o polegar só tem duas. Essa articulação metacarpofalângica também é uma articulação condiloide. As articulações interfalângicas são articulações em dobradiça, em que ocorrem a flexão e a extensão dos dedos.

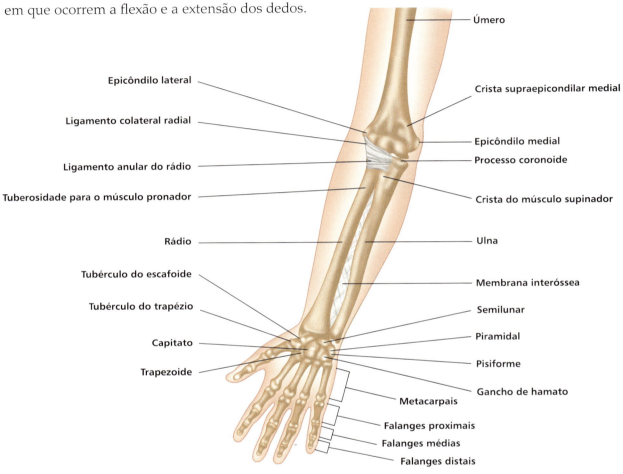

Figura 7.1 Ossos do antebraço e mão direita (vista anterior).

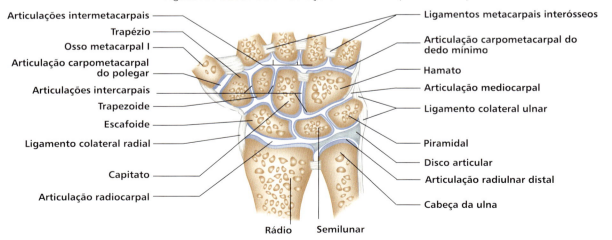

Figura 7.2 Articulações radiocarpal (punho), intercarpal, carpometacarpal e intermetacarpal (vista coronal).

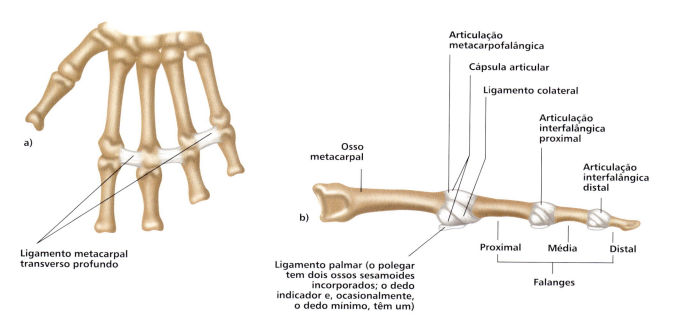

Figura 7.3 Articulações metacarpofalângicas e interfalângicas; a) vista anterior, b) vista medial.

A mão humana é uma maravilhosa estrutura de destreza. Tem muitas pequenas articulações, sendo a mais importante a articulação em sela do polegar. É nesse local que ocorre a ação de "oposição", que possibilita que o polegar toque cada um dos outros dedos separadamente.

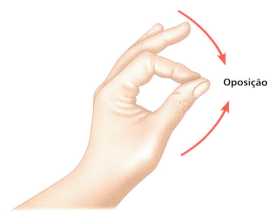

Figura 7.4 A oposição ocorre na articulação em sela do polegar, que possibilita que o polegar toque cada dedo separadamente.

Sem essa ação, as pessoas não teriam evoluído para esta era tecnológica. A especialização da mão humana tornou-nos capazes de produzir fogo, fazer ferramentas e moldar o mundo. A ação de oposição separou os seres humanos dos outros primatas. Os músculos que desempenham essa ação estão na palma da mão.

Ligamentos do punho e da mão

Com tantos ossos para manter unidos, os ligamentos do punho e da mão são numerosos. Os principais a serem considerados são os seguintes:

1. O retináculo dos músculos flexores é um ligamento largo que cruza os ossos carpais horizontalmente no aspecto palmar da mão. Conecta o hamato e o pisiforme ao escafoide e ao trapézio, o que garante a estabilidade dos ossos carpais. Esse ligamento ajuda a formar o estreito espaço chamado de túnel do carpo, no qual passam os tendões de muitos músculos flexores da mão.

2. O retináculo dos músculos extensores é um ligamento posterior ou dorsal que se insere no rádio, então cruza a ulna, o piramidal e o pisiforme. Ele mantém posicionados os tendões extensores.

3. Os ligamentos intercarpais interósseos conectam o semilunar ao escafoide e ao piramidal, e ajudam a estabilizar a cavidade articular do punho.

4. Os ligamentos metacarpais interósseos e o ligamento metacarpal transverso profundo são ligamentos intermetacarpais que ajudam a apoiar a estrutura da palma da mão.

5. Os ligamentos colaterais medial e lateral nos lados dos ossos carpais apoiam a mão conectando a ulna à falange V do lado medial, e o rádio ao polegar na parte lateral. Existem também ligamentos colaterais que ajudam a manter as articulações metacarpofalângicas unidas.

6. O ligamento palmar é uma densa faixa de tecido fibrocartilaginoso que reforça as articulações metacarpofalângicas do lado palmar da mão.

Há também uma importante estrutura de tecido conjuntivo chamada de **aponeurose palmar**, que se estende do retináculo dos músculos flexores aos dedos indicador a mínimo e está ligada à pele da palma da mão. Este "compartimento" ajuda a manter os tendões posicionados.

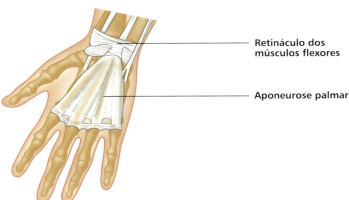

Figura 7.5 Exemplo de ligamento do punho/mão, o retináculo dos músculos flexores, e de tecido conjuntivo, a aponeurose palmar.

Músculos do punho

Os principais motores do punho parecem complicados, mas sua nomenclatura facilita:

- Se o músculo flexiona o punho, contém "flexor" em seu nome.
- Se ele abduz (indicando o movimento do punho para fora, ou lateral, na posição anatômica), inclui-se o termo "radial", ou seja, em direção ao lado radial (polegar).
- Se o músculo estende o punho, o termo "extensor" é usado em seu nome.
- Se aduz (indicando o movimento medial em direção ao corpo a partir da posição anatômica), usa-se o termo "ulnar", ou "em direção ao dedo mínimo".
- Outros músculos que atuam no polegar são indicados pela palavra "polegar".

Portanto, os músculos a seguir são denominados de acordo com as ações articulares que desempenham:

Flexor radial do carpo (flexão e abdução); flexor ulnar do carpo (flexão e adução); extensor radial longo do carpo (extensão e abdução); extensor radial curto do carpo (extensão e abdução); extensor ulnar do carpo (extensão e adução). Os flexores do punho estão localizados anteriormente e os extensores posteriormente (Figura 6.2 e 6.11).

Lesões/condições do punho e da mão

As habilidades motoras finas da mão nos possibilitam pegar, alcançar, segurar, escrever, tocar; em resumo, nos comunicar. Os músculos são supridos pelo plexo braquial, um grupo de nervos espinais (CV a TVIII) que conferem a função motora e sensitiva ao membro superior. Os nervos ulnar, radial e mediano derivam desse sistema e inervam os músculos do punho e da mão. Isso é importante por causa de duas condições que são comuns: a **síndrome do túnel do carpo** e a **dormência nos dedos**.

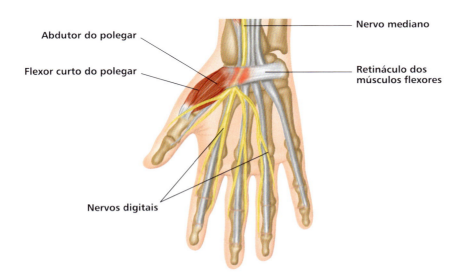

Figura 7.6 Síndrome do túnel do carpo.

O nervo mediano percorre os ossos carpais da articulação do punho. Existe uma área, ou túnel, compartilhada pelos nervos e tendões flexores. A pressão nesse túnel do carpo pode aumentar quando os tendões estão inflamados, interferindo no funcionamento normal do nervo mediano. Isso é conhecido como **síndrome do túnel do carpo**, uma condição dolorosa crônica causada pelo uso excessivo da articulação do punho em atividades como a digitação e a limpeza.

Realiza-se uma cirurgia para aliviar a dor dessa lesão; infelizmente, muitas cirurgias. Os profissionais da área estão desenvolvendo novas técnicas de movimento que se espera que dispensem a necessidade de cirurgia e aliviem essa condição. Um fisioterapeuta pode ajudar a alongar e fortalecer essa pequena área de movimento, em que os ossos do carpo tendem a deslizar em vez de realizar movimentos articulares verdadeiros.

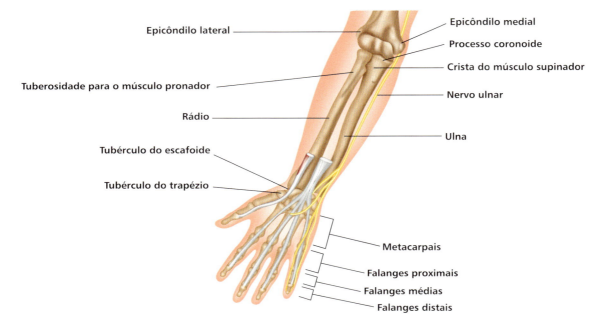

Figura 7.7 Síndrome do túnel ulnar (vista anterior).

Uma condição similar, a **síndrome do túnel ulnar**, pode resultar em dor, perda da sensibilidade e fraqueza muscular na mão. O nervo ulnar corre ao longo do interior do antebraço, chegando até a palma da mão, onde se irradia por toda a palma da mão e aos dedos mínimo e anular.

> PREVENÇÃO
>
> A prevenção é importante. Se o punho é hiperestendido, os flexores do punho se alongarão e a área do carpo vai "abrir". Coloque as palmas das mãos no chão com os dedos voltados para o corpo enquanto ajoelhado ou sentado. Isso também pode ser feito em pé, com a palma da mão em uma parede e os dedos voltados medialmente. O alongamento deve ser feito antes que a inflamação se instale.

Trabalhar no computador ou tocar piano por horas seguidas pode produzir estresse nos punhos e mãos. Existem algumas modalidades diferentes que podem ajudar nisso. A percussão da mão é uma excelente maneira de exercitar as mãos de uma maneira diferente. A yoga tem também alguns importantes exercícios de equilíbrio da mão que podem ajudar. As posturas do **cachorro olhando para baixo** e **parada de mão** são dois fortalecedores de punho muito eficientes, se feitos da maneira correta. O punho é hiperestendido, os dedos são estendidos; isso pode produzir tensão ou até mesmo dor, a menos que o peso seja depositado sobre a região tenar da mão, especificamente sob o polegar e o indicador, possibilitando que a pressão sobre a palma da mão seja aliviada.

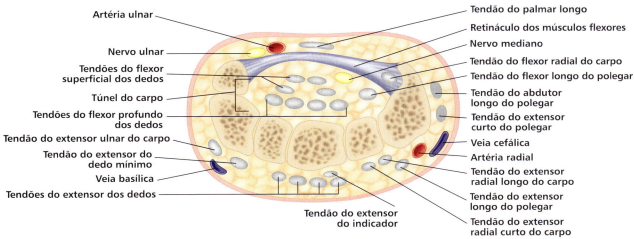

Figura 7.8 Corte transversal do punho.

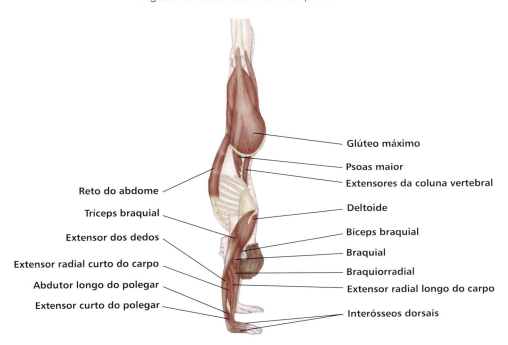

Figura 7.9 Parada de mão (*Adho mukha vrksasana*).

A dormência dos dedos pode estar relacionada com o pinçamento de nervos no plexo braquial originário das áreas cervical e torácica da coluna vertebral. Os nervos podem ser afetados por traumas, músculos tensos ou espasmódicos, desalinhamento ósseo ou protrusão discal (a cartilagem entre as vértebras, e não o osso propriamente dito). O alinhamento correto e os exercícios para aliviar o pinçamento de nervos são encontrados no Capítulo 3. **A prevenção é manter uma postura correta.**

EXERCÍCIOS DE ALONGAMENTO PARA OS MÚSCULOS DO PUNHO E DA MÃO

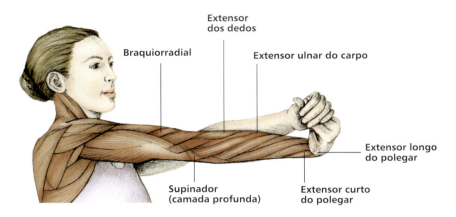

Figura 7.10 Alongamento curvando o punho.

TÉCNICA

Coloque um braço na frente do corpo e paralelo ao chão. Vire o punho para baixo e para fora e, em seguida, use a outra mão para ajudar a virar ainda mais a mão para cima.

Alongamentos para o plexo braquial

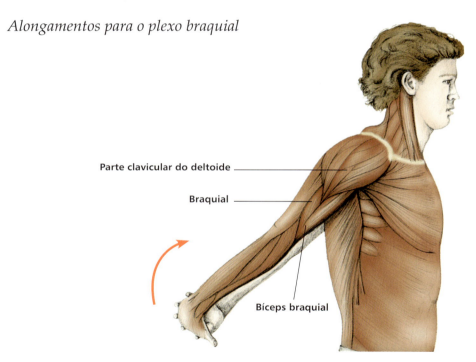

Figura 7.11 Alongamento do tórax com os braços atrás das costas.

TÉCNICA

Entrelace as mãos atrás das costas e levante os braços com as costas retas. Faça um círculo com o braço para trás (circundução).
Mova o braço ao longo de sua amplitude de movimento enquanto direciona a cabeça para o lado oposto.

Fim dos mitos sobre o punho e a mão

O punho e os dedos não rotacionam

Pode "parecer" que eles rotacionam, mas o que ocorre não é uma rotação, é uma circundução. A circundução pode ocorrer em qualquer articulação condiloide e é uma combinação de flexão, extensão, abdução e adução. **Qualquer aparência de movimento rotativo do antebraço até a mão é causada pela pronação e supinação da articulação radiulnar, que não é uma articulação do punho ou da mão.**

O punho e a mão são complicados, embora frágeis

O desenho anatômico tanto do punho quanto da mão é notável. Este projeto possibilita que os humanos se diferenciem de qualquer outro primata. De tão maravilhoso que é, sua suscetibilidade à lesão é comum. Toda vez que alguém cai, a mão se estende para frear o impacto do corpo. Isso é uma resposta natural, neuromuscular, que pode levar a distensões, estiramentos e fraturas da área. **Pode-se fazer exercícios para fortalecer o punho e a mão, que podem ser incorporados em qualquer treino.**

A zona do carpo pode ser instável

Os oito ossos do carpo podem deslizar, o que significa que têm um pouco de "elasticidade" entre si quando a palma da mão é usada. Com o advento de mais pessoas em muitos esportes, os atletas estão experimentando um aumento nas lesões a essa área, bem como os indivíduos que trabalham utilizando teclados (computadores). Mais pesquisas são necessárias sobre o modo de condicionar a área, já que é difícil evitar lesões nesse local; o túnel percorrido pelo nervo mediano é estreito e pode ser irritado, principalmente pelo uso excessivo com o punho flexionado. **As mãos são únicas. Deveríamos cuidar melhor delas.**

Principais músculos envolvidos nos movimentos do punho, da mão e dos dedos

Articulações radiocarpal e mediocarpal

Flexão

Flexor radial do carpo; flexor ulnar do carpo; palmar longo; flexor superficial dos dedos; flexor profundo dos dedos; flexor longo do polegar; abdutor longo do polegar; extensor curto do polegar

Abdução

Extensor radial curto do carpo; extensor radial longo do carpo; flexor radial do carpo; abdutor longo do polegar; extensor longo do polegar; extensor curto do polegar

Extensão

Extensor radial curto do carpo; extensor radial longo do carpo; extensor ulnar do carpo; extensor dos dedos; extensor do indicador; extensor longo do polegar; extensor do dedo mínimo

Adução

Flexor ulnar do carpo; extensor ulnar do carpo

Exercício e movimento: abordagem anatômica

Articulações metacarpofalângicas dos dedos

Flexão

Flexor profundo dos dedos; flexor superficial dos dedos; lumbricais; interósseos; flexor do dedo mínimo; abdutor do dedo mínimo: palmar longo (por meio da aponeurose palmar)

Extensão

Extensor dos dedos; extensor do indicador; extensor do dedo mínimo

Abdução e adução

Interósseos; abdutor do dedo mínimo; lumbricais (podem auxiliar no desvio radial); extensor dos dedos (abduz ao hiperestender; o tendão para o indicador desvia radialmente); flexor profundo dos dedos (aduz ao flexionar); flexor superficial dos dedos (aduz ao flexionar)

Rotação

Lumbricais; interósseos (movimento pequeno, exceto indicador; só é eficaz quando a falange está flexionada); oponente do dedo mínimo (rotaciona o dedo mínimo na articulação carpometacarpal)

Articulações interfalângicas dos dedos

Flexão

Flexor profundo dos dedos (ambas as articulações); flexor superficial dos dedos (apenas a articulação proximal)

Extensão

Extensor dos dedos; extensor do dedo mínimo; extensor do indicador; lumbricais; interósseos

Articulação carpometacarpal do polegar

Flexão

Flexor curto do polegar; flexor longo do polegar; oponente do polegar

Extensão

Extensor curto do polegar; extensor longo do polegar; abdutor longo do polegar

Abdução

Abdutor curto do polegar; abdutor longo do polegar

Adução

Adutor do polegar; interósseos dorsais (apenas o primeiro); extensor longo do polegar (na extensão/abdução total); flexor longo do polegar (na extensão/abdução total)

Oposição

Oponente do polegar; abdutor curto do polegar; flexor curto do polegar; flexor longo do polegar; adutor do polegar

Articulação metacarpofalângica do polegar

Flexão

Flexor curto do polegar; flexor longo do polegar; interósseo palmar (apenas o primeiro); abdutor curto do polegar

Extensão

Extensor curto do polegar; extensor longo do polegar

Abdução

Abdutor curto do polegar

Adução

Adutor do polegar; interósseo palmar (apenas o primeiro)

Articulação interfalângica do polegar

Flexão

Flexor longo do polegar

Extensão

Abdutor curto do polegar; extensor longo do polegar; adutor do polegar; extensor curto do polegar (inserção ocasional)

Articulação iliofemoral (do quadril)   8

A articulação iliofemoral é uma grande articulação esferoide (em bola e soquete), formada pela junção entre o acetábulo da pelve (o soquete) e a cabeça do fêmur (a bola). Do ponto de vista arquitetônico, a pelve é a pedra angular e os fêmures são os pilares de uma estrutura em formato de arco. Essa estrutura torna a articulação do quadril muito estável.

Os músculos que atuam na articulação do quadril passam da pelve para o fêmur, alguns indo até mesmo além da articulação do joelho. Todos os grandes músculos dão formato à coxa. Os músculos da parte anterior da coxa flexionam o quadril, os músculos da parte externa (lateral) abduzem, os músculos da parte posterior estendem e os músculos da parte medial (interna) aduzem. A maior parte dos músculos acima realiza também a rotação medial ou lateral, as duas últimas ações do quadril.

ARTICULAÇÃO ILIOFEMORAL (DO QUADRIL)

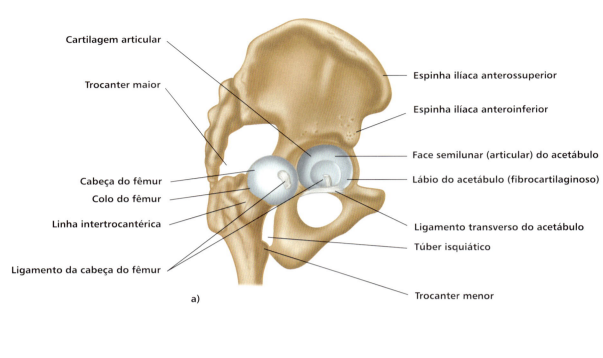

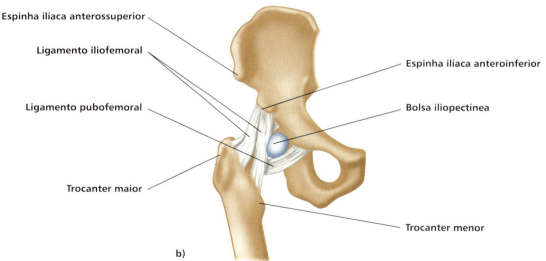

Figura 8.1 Articulação do quadril, perna direita, a) vista lateral, b) vista anterior.

Músculos da região anterior do quadril (flexores)

Motores primários da flexão: **reto femoral, sartório, iliopsoas**.

O **reto femoral** é o flexor mais superficial da coxa. Também integra o grupo muscular quadríceps, que estende o joelho. Como atua em duas articulações, é denominado "**biarticulado**". É o único grande músculo do quadril que desempenha apenas uma ação nessa articulação. É capaz de possibilitar uma inclinação para a frente da pelve quando está encurtado ou retesado; a fraqueza dos músculos abdominais também é responsável por esse desalinhamento postural. Por causa de suas ações no quadril e no joelho, é um potente músculo na corrida.

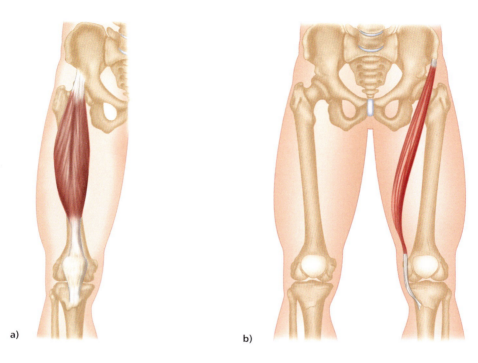

Figura 8.2 a) Reto femoral, b) sartório.

O **sartório** é o músculo mais longo do corpo humano, cruzando a articulação do quadril a partir da lateral, ou do lado externo da pelve, descendo diagonalmente até o aspecto medial do joelho. Quando o quadril está flexionado, é também um rotador lateral. Quando contraído, pode inclinar a pelve para a frente, semelhante ao reto femoral; os abdominais são necessários para neutralizar esse movimento. O sartório é especialmente ativo nos chutes para a frente do futebol, que rotacionam lateralmente o quadril e estendem o joelho, e no *battements* para a frente e laterais do balé.

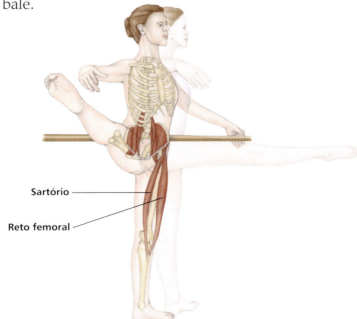

Figura 8.3 a) *Battements* para a frente do balé (*ghost effect*), b) *battements* laterais. (O reto femoral está trabalhando na flexão do quadril e na extensão do joelho, enquanto o sartório flexiona e rotaciona externamente o quadril.)

O grupo muscular **iliopsoas** é o mais profundo dos flexores do quadril. Esses músculos são o **ilíaco**, o **psoas maior** e o **psoas menor**. Informações detalhadas sobre esse grupo muscular podem ser encontradas no Capítulo 4.

Como os dois primeiros flexores, se estiver retesado pode contribuir para a inclinação pélvica anterior, criando uma curvatura para a frente muito acentuada na região lombar da coluna vertebral. Essa é uma condição comum em jovens dançarinos. Pode ser aliviada alongando-se adequadamente, não realizando torções forçadas e conscientizando-se mais do ***core do corpo*** (abdominais, pelve e parte lombar da coluna vertebral).

O iliopsoas é fortemente contraído durante um exercício abdominal tradicional com as pernas estendidas (**rolamento para cima – *roll-up* – do pilates**), mas os músculos abdominais também precisam ser fortes para impedir que a parte lombar da coluna vertebral seja comprometida. Se os exercícios abdominais forem feitos com os joelhos flexionados (consequentemente com flexão dos quadris), o iliopsoas vai trabalhar menos enquanto os abdominais flexionam a coluna vertebral.

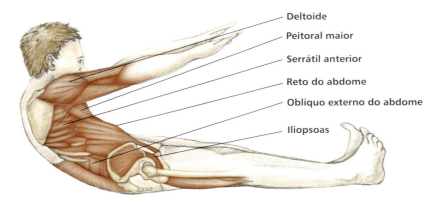

Figura 8.4. Rolamento para cima (*roll-up*) do pilates.

TÉCNICA

Deitado em decúbito dorsal, estenda as pernas unidas e dorsiflexione os tornozelos. Leve os braços em direção ao teto e inspire; na expiração, curve a cabeça para a frente, retirando-a do chão, e continue se curvando lentamente até retirar toda a coluna vertebral do apoio, contraindo os músculos abdominais e levando as mãos em direção aos dedos do pé. Mantenha os calcanhares no chão – se isso for impossível, flexione os joelhos ou coloque as mãos no chão, mantendo a integridade do exercício.

O **rolamento para baixo (*roll-down*)** é tão eficaz quanto o rolamento para cima, se não mais. Isso não é decorrente do fato de ele ser mais difícil de fazer; na verdade, é mais fácil, em razão do auxílio da gravidade. Ao rolar de volta até o chão a partir da posição sentada ereta, os abdominais e o psoas trabalham excentricamente conforme cada área da coluna vertebral se articula com o chão (mantenha o queixo em direção ao tórax e vá devagar). Durante o rolamento para cima ou para baixo, os flexores secundários do quadril são os músculos **pectíneo** e **tensor da fáscia lata**. Eles são descritos em mais detalhes posteriormente.

EXERCÍCIOS DE FORTALECIMENTO DOS FLEXORES DO QUADRIL

Os movimentos de andar, correr, saltar, saltitar, pular e chutar trabalham os flexores do quadril de algum modo, seja como agonistas, antagonistas ou estabilizadores. Isso depende da fase do movimento. Os **agonistas** são os músculos motores primários de uma ação articular específica. Os **antagonistas** geralmente estão localizados em oposição aos motores primários, contrapondo-se à ação. Os **estabilizadores**, também chamados de **fixadores**, são músculos que atuam como uma base de apoio enquanto outros músculos exercem força para produzir o movimento.

Todos os músculos esqueléticos são motores e estabilizadores – dependendo do movimento e da posição do corpo a que os músculos estão reagindo no momento. Os músculos esqueléticos são todos os descritos anteriormente – dependendo do movimento e da posição do corpo e do papel que os músculos estão desempenhando no momento.

Os aparelhos de *step* propiciam um bom treino para a articulação do quadril no plano sagital, o que significa que são realizadas as ações articulares de flexão e extensão. A esteira é muito boa; caminhar ou correr ao ar livre é melhor ainda (ar fresco), desde que calçados e superfícies adequadas estejam disponíveis.

1. *Flexão do quadril em decúbito dorsal (nível I)*

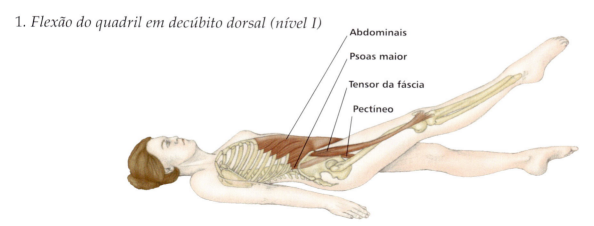

Figura 8.5 Flexão do quadril em decúbito dorsal (nível I).

TÉCNICA

Deite-se em decúbito dorsal e levante uma perna a um ângulo de 45°. Manter o joelho flexionado será mais fácil, estendê-lo é mais difícil. Acione os músculos abdominais, mantendo a posição por pelo menos 10 segundos. Adicione pesos ao tornozelo, se necessário para aumentar a resistência. Repita com a outra perna. Não levante as duas pernas ao mesmo tempo. Há muitas evidências que mostram que a parte inferior das costas é muito comprometida nessa posição, já que o psoas maior está trabalhando demasiadamente em razão de sua inserção proximal na parte inferior das costas e inserção distal no fêmur.

No exercício *floor barre* do balé, deita-se em decúbito dorsal e eleva-se uma perna até 90° ou mais (em direção ao teto). Levante e abaixe a perna lentamente enquanto resiste à gravidade. Repita 8 a 10 vezes em cada perna. Inclua a rotação do quadril para aumentar o trabalho muscular. Isso também pode ser feito em pé apoiado na barra (Figura 8.3) e parecerá mais difícil em razão da gravidade e da falta de apoio do chão.

Muitas posturas em posição ortostática da yoga trabalham os flexores do quadril, pois a coxa está à frente do quadril, geralmente em contração isométrica. As posturas do guerreiro (**Virabhadrasanas**) são especialmente boas, com o joelho da frente se inclinando sobre os dedos do pé (não além) e a coxa mantida em paralelo ou em leve rotação lateral. Os flexores da perna da frente estão sendo fortalecidos.

2. *Posturas em pé da yoga* (níveis I-III)

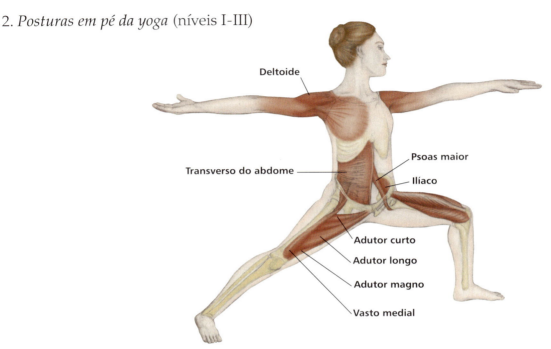

Figura 8.6 Postura do guerreiro II (*Virabhadrasana II*).

TÉCNICA

A partir de uma posição em pé (postura da montanha, *Tadasana*), dê um passo de 0,9 a 1,2 m para trás com a perna esquerda; o pé da frente continua à frente, enquanto os dedos do pé de trás rotacionam lateralmente (cerca de 30 a 60°). Flexione o joelho da frente sobre os dedos do pé enquanto a perna de trás permanece estendida. Os quadris serão abertos enquanto o peso é centralizado entre ambas as pernas e os braços se estendem para os lados. Mantenha por pelo menos 30 segundos antes de fazer do outro lado. A postura do guerreiro (*Warrior*) I, III e a postura do triângulo também são boas para os flexores.

Uma observação acerca do agachamento

O agachamento é um dos exercícios mais populares da sala de musculação. Muitos estudantes estão convencidos de que o agachamento trabalha os flexores do quadril. O único flexor do quadril trabalhado no agachamento é o reto femoral, isso porque é um músculo do quadríceps que estende o joelho. Tenha em mente que a parte mais importante do agachamento é o retorno da posição sentada, contra a gravidade e peso. Os joelhos se estendem (quadríceps) e os quadris se estendem (glúteo máximo e isquiotibiais) em contração concêntrica. Na descida, esses mesmos músculos se contraem excentricamente para evitar que o corpo colapse no chão. Portanto, **os flexores do quadril como um todo não são os principais motores em parte alguma do exercício de agachamento**. O mesmo princípio se aplica ao *plié* na dança.

Uma observação acerca do pilates

O pilates de solo incorpora uma grande quantidade de flexão do quadril. Muitos exercícios são feitos em posição sentada ou deitada, com as pernas no ar. Isso não é um problema se os abdominais forem devidamente acionados para neutralizar a força dos flexores do quadril e o peso do fêmur (osso mais pesado do corpo).

Para compensar as posições de flexão do quadril do pilates, pode-se fazer os exercícios em decúbito ventral a seguir:

1. Preparação para o cisne (*swan prep*)
2. Mergulho do cisne (*swan dive*)
3. Chutes com uma ou duas pernas (*single/double leg kicks*)
4. Natação (*swim*)

Esses exercícios geralmente são introduzidos no meio de uma rotina completa. Em uma aula de pilates de solo de nível iniciante, pode-se sempre incorporar mais alongamentos para os flexores do quadril para "abrir" a frente do quadril. Quando o aluno compreende o conceito do uso correto dos músculos abdominais como estabilizadores, a flexão do quadril não deve ser um problema.

Sentar-se envolve a flexão do quadril. Todo mundo precisa alongar os músculos flexores do quadril para evitar que eles se encurtem por **permanecer sentado por muito tempo**.

Exercícios de alongamento dos flexores do quadril

Qualquer exercício que alonga os músculos abdominais também irá alongar os flexores do quadril, como demonstrado no Capítulo 4.

1. *Postura da ponte* (*Setu bandha, bridge*) (nível I)

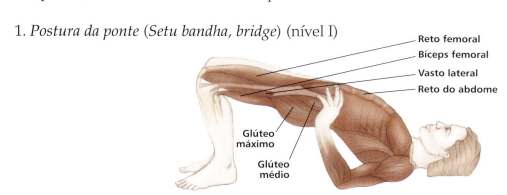

Figura 8.7 Postura da ponte (*Setu bandha, bridge*) (nível I).
(Não visíveis: sartório, iliopsoas)

TÉCNICA

Deite-se em decúbito dorsal com os joelhos flexionados, as mãos nas laterais ou sob o cóccix, os pés apoiados no chão afastados em 6 a 8 cm um do outro. Eleve os quadris do chão e empurre-os na direção do teto, possibilitando que o peso repouse sobre os ombros e pés. Mantenha a posição por até 1 min, respirando profundamente. Na expiração, role para baixo ao longo da coluna vertebral.

2. *Elevação posterior da perna* (nível I)

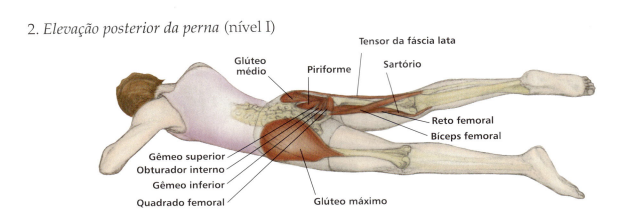

Figura 8.8 Elevação posterior da perna (nível I).

TÉCNICA

Deite-se em decúbito ventral, com a testa apoiada sobre as mãos. Levante a perna direita a alguns centímetros do chão, com o quadril direito ainda em contato com o chão. Estenda a coxa. Potencialize o alongamento flexionando o joelho, com o pé em direção ao teto – se não tiver problemas no joelho, segure o tornozelo com a mão.

3. *Avanços* (nível II)

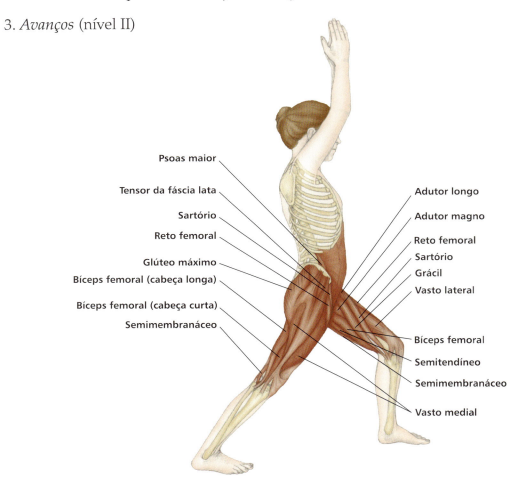

Figura 8.9 Postura do guerreiro I (*Virabhadrasana I*). No exercício de avanço, as pernas são posicionadas do mesmo modo, às vezes mais adiante que no exercício de alongamento do corredor, descrito sob esta técnica.

TÉCNICA

Comece em pé, com o pé esquerdo à frente e a perna direita atrás. Flexione o joelho da frente até que ele esteja diretamente sobre os dedos do pé; deslize a perna direita para trás até que esteja paralela ao chão, se possível. Mantenha os pés voltados para a frente e não deixe que o joelho da frente vá além dos dedos do pé. A coluna vertebral continua ereta e as mãos podem repousar sobre a coxa da frente, ou permanecer elevadas. **Os flexores do quadril estão sendo fortalecidos na perna da frente e alongados na perna de trás.** Mantenha a posição por aproximadamente 30 segundos, depois repita do outro lado. As posturas do guerreiro I, II e III (***Virabhadrasanas I, II e III***) da yoga são semelhantes; aqui foi ilustrada a **postura do guerreiro I**.

4. *Postura do camelo (Ustrasana)* (níveis II-III)

TÉCNICA

Esta postura inclui uma inclinação para trás que "abre" o tórax e os ombros, bem como um alongamento dos flexores do quadril e dos abdominais. Ajoelhe-se (ambos os joelhos podem estar sobre um cobertor, para maior conforto) com os joelhos e pés paralelos entre si, a parte superior do corpo completamente ereta e as mãos nos quadris ou na área sacral para apoio. Comece a arquear para trás, flexionando a região torácica da coluna vertebral enquanto estende a cabeça e eleva o esterno. Permita que as escápulas se unam e desçam ao longo da coluna vertebral enquanto o abdome é elevado.

5. *Mergulho do cisne (swan dive) do pilates* (nível III)

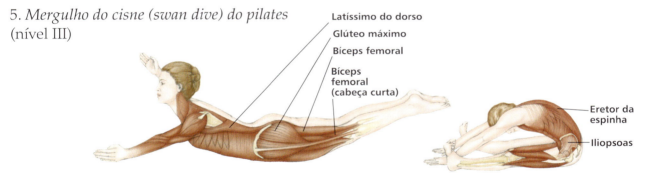

Figura 8.10 Mergulho do cisne (*swan dive*) do pilates (nível III) e em seguida o alongamento anterior (em detalhe).

TÉCNICA

Deite-se em decúbito ventral com os calcanhares unidos, acrescentando uma inclinação para a frente e para trás. Depois alongue as costas e os quadris. É preciso ter costas muito fortes para fazer este exercício.

Músculos da região lateral do quadril (abdutores)

Motores primários da abdução: **tensor da fáscia lata, glúteo médio, glúteo mínimo.**

O **tensor da fáscia lata** se encontra na parte lateral da coxa, cruzando a articulação do quadril a partir da crista ilíaca até o **trato iliotibial (TIT)**. Este trato é uma combinação de dois músculos, o glúteo máximo e o tensor da fáscia lata, além de fáscia (tecido conjuntivo).

Ele se estende para baixo, passando o aspecto externo do joelho até a tíbia, e é importante na estabilização do quadril e do joelho em ortostatismo e durante a marcha.

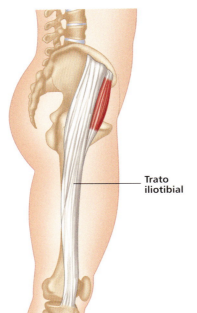

A principal ação do tensor da fáscia lata é a abdução do quadril; quando a coxa está flexionada e rotacionada medialmente, o músculo também está bastante ativo. Não é um flexor forte quando o quadril está rotacionado lateralmente. As pessoas que se queixam de "culotes" (que podem ser descritos como uma protuberância na parte superior externa da coxa) estão falando do músculo tensor da fáscia lata e precisam hipertrofiá-lo.

Figura 8.11 Tensor da fáscia lata.

O **glúteo médio** situa-se sob o glúteo máximo, com uma pequena parte dele aparecendo acima, ou superiormente, inserindo-se por todo o percurso em direção à crista ilíaca da pelve. As pessoas que têm "quadris altos" posteriores poderiam ter um glúteo médio bem desenvolvido – sua porção superior pode ser vista facilmente. O músculo então cruza a articulação iliofemoral para se inserir distalmente no trocanter maior do fêmur, o que possibilita que o músculo atue na articulação do quadril.

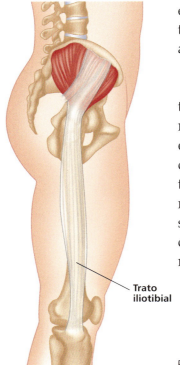

Um mito comum é que todos os músculos glúteos atuam juntos, ou que são **totalmente sinérgicos** (todos realizam as mesmas ações); isso nem sempre é verdadeiro para o glúteo máximo em relação aos outros dois glúteos. A parte anterior do glúteo médio é responsável por duas ações principais no quadril que o glúteo máximo não é capaz de desempenhar bem: abdução e rotação medial (apenas as fibras anteriores superiores do glúteo máximo são capazes de abduzir, e esse movimento é mínimo). A abdução do quadril é a ação da coxa indo além do centro do corpo no plano frontal, com a perna se movendo "para fora na lateral".

Figura 8.12 Glúteo médio e trato iliotibial (TIT).

Na rotação medial, a cabeça do fêmur rotaciona em direção ao corpo. Se os pés estão na posição de "dedos de pombo", os quadris geralmente estão rotacionados medialmente. Apenas as fibras frontais, ou anteriores, do glúteo médio são capazes de rotacionar medialmente. As fibras posteriores podem, na verdade, rotacionar lateralmente conforme a perna abduz, tornando-as mais sinérgicas com as fibras anteriores superiores do glúteo máximo. Músculos são complicados.

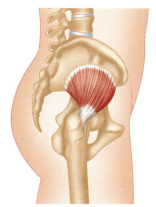

O glúteo mais profundo, o **mínimo**, também é o menor deles. É ligeiramente anterior e sinérgico com a porção anterior do glúteo médio, assim como com o tensor da fáscia lata. Isso significa que ele abduz e rotaciona medialmente o quadril. Pode auxiliar na flexão, mas apenas como um motor mais fraco. Todos os exercícios de abdução trabalharão também o glúteo mínimo.

Figura 8.13 Glúteo mínimo.

Quando a pelve se inclina para a frente, o glúteo mínimo está ativo, se o fêmur estiver fixo. O glúteo mínimo pode atuar em todas as fases da mobilidade pélvica.

EXERCÍCIOS DE FORTALECIMENTO DOS ABDUTORES DO QUADRIL

1. *Abdução na posição sentada* (nível I)

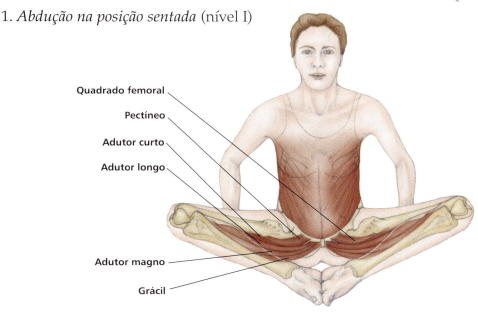

Figura 8.14 Abdução na posição sentada.

TÉCNICA

Sente-se com as costas eretas, coloque as mãos na parte externa das coxas. Pressione as coxas para fora, enquanto as mãos as pressionam para dentro. Mantenha até a contagem de 10, depois repita. Os abdutores estão na parte de trás das coxas e trabalham contra a resistência das mãos, enquanto os adutores estão sendo alongados.

2. *Círculos na lateral com rotação* (side circles with rotation) *do pilates* (nível I)

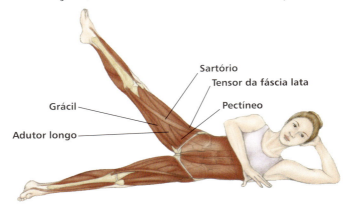

Figura 8.15 Círculos na lateral (*side circles*) com rotação do pilates.

TÉCNICA

Deite-se de lado com a cabeça apoiada no braço ou na mão, com a outra mão no chão na frente do tórax. A cabeça e o pescoço precisam estar alinhados com a coluna vertebral na posição "mantida pela mão" e o *core* deve ser acionado. Levante a perna de cima, mantendo o joelho estendido e à frente. Segure, mantendo a perna alongada; não eleve além da metade do trajeto (45°). A partir dessa posição, rotacione lateralmente o quadril (direcione o joelho para cima) e então medialmente (direcione o joelho para baixo). Repita de 5 a 8 vezes e então troque de lado. Os **círculos laterais (*side circles*)** do pilates (posição da Figura 8.15, realizando cinco pequenos círculos com a perna em cada sentido) são ideais também para os abdutores e rotadores laterais do quadril.

3. *Elevação da perna com peso* (níveis I-II)

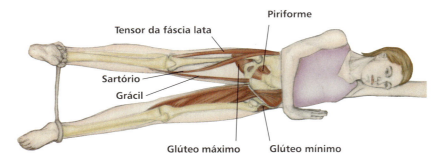

Figura 8.16 Elevação da perna com peso (níveis I-II).

TÉCNICA

Assuma a posição de elevação lateral da perna (*side leg lift*) (nº 2) adicionando 1 a 2 kg de peso ao tornozelo. Abaixe e eleve a perna de cima, repetindo até que o músculo esteja fatigado. A perna pode estar paralela ou em rotação lateral ou medial.

Como alternativa, isso pode ser feito em pé, segurando em uma barra de balé ou cadeira para apoio, elevando a perna para o lado, mantendo o joelho voltado para a frente, de modo que a perna fique na posição paralela. Pode-se também usar uma faixa elástica com manguito, fixando-o ao tornozelo e elevando a perna na lateral contra a resistência.

4. *Pressão lateral com a perna* (nível I)

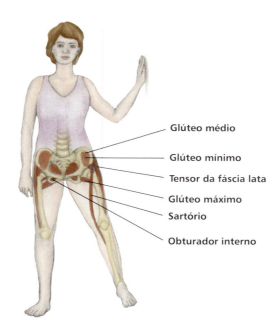

Figura 8.17 Pressão lateral com a perna (nível I).

TÉCNICA

Fique a 60 cm de uma parede, com o lado esquerdo voltado para a parede e a mão esquerda na parede. Eleve a perna esquerda para a lateral até que o pé toque a parede. Pressione a parede com a face lateral do pé, mantendo o joelho estendido, e segure contando pelo menos até 10. Repita do outro lado. Isso vai fortalecer os abdutores de ambas as pernas; a perna de apoio trabalha em contração isométrica tão arduamente quanto a perna elevada.

5. *Abdução da perna* (nível III)

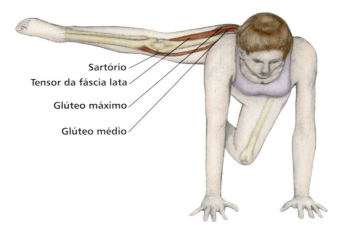

Figura 8.18 Abdução da perna (nível III).

TÉCNICA

Ajoelhado, com as mãos ou cotovelos no chão diretamente sob os ombros (quatro apoios), eleve uma perna para o lado com o joelho flexionado, até que ele esteja paralelo ao chão. Para aumentar a dificuldade, estenda a perna tentando manter a coxa na mesma altura. Mantenha a posição contando até 10. Centralize o peso corporal em ambos os braços e não permita que a perna se mova para a frente – o quadril e o joelho devem permanecer alinhados.

A amplitude de movimento é limitada quando a perna é abduzida. Isso ocorre em razão do contato ósseo: a cabeça do fêmur atinge a borda do acetábulo da pelve, e impede que a perna vá além. Desvia-se disso rotacionando a perna externamente, o que possibilita que o fêmur rotacione medialmente no soquete para aumentar a amplitude de movimento. Essa é a razão pela qual o balé é baseado na rotação lateral do quadril: essa posição possibilita que a perna seja elevada além. Quando isso acontece, os fortes flexores do quadril ajudam a manter a perna no ar conforme o quadril se aproxima da flexão (coxa anterior à pelve) e rotaciona. Para isolar os abdutores, a perna deve ser mantida na posição neutra, não rotacionada.

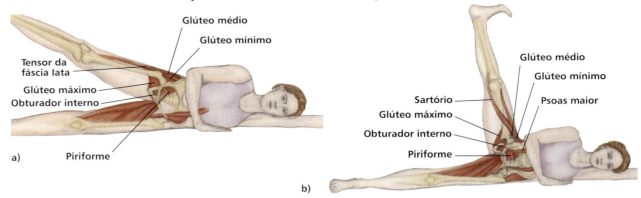

Figura 8.19 a) Abdução, b) rotação lateral.

Os abdutores são acionados quando em pé, para manter as pernas estabilizadas embaixo. Ao fazer agachamentos, isso também ocorre, com adição de resistência da gravidade, pesos ou ambos. Quando em pé ou ao deambular, os abdutores do quadril estabilizam a pelve. Os abdutores atuam em muitas posições da yoga em pé, como a **postura da árvore (*Vrksasana*)**.

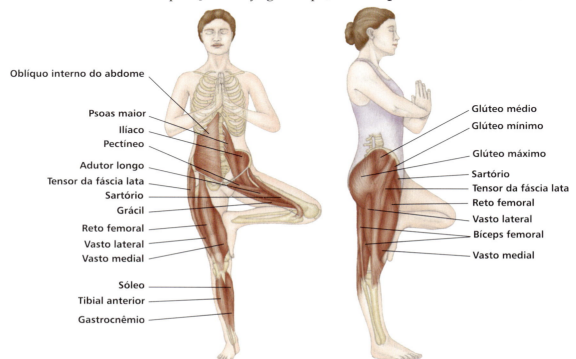

Figura 8.20 Postura da árvore (*Vrksasana*).

EXERCÍCIOS DE ALONGAMENTO DOS ABDUTORES DO QUADRIL

Uma vez que a principal ação destes três músculos é a abdução, para alongar os músculos deve-se então fazer a ação oposta – a adução –, trazendo a perna em direção à linha mediana do corpo ou cruzando-a. Qualquer exercício que alongue a parte lateral da coxa, onde estão localizados os abdutores, irá alongá-los.

1. *Cruzamento da coxa em decúbito dorsal* (nível I)

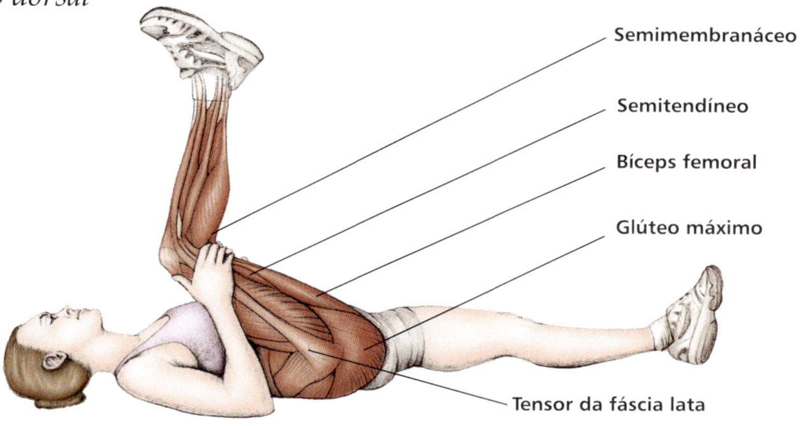

Figura 8.21 Cruzamento da coxa em decúbito dorsal (nível I).

TÉCNICA

Deite-se em decúbito dorsal com o joelho direito no tórax, perna esquerda flexionada ou estendida no chão. Puxe o joelho direito em direção ao ombro esquerdo com a mão direita. Mantenha ambos os quadris no chão. A coxa cruza o tórax.

2. *Cruzamento com a perna na diagonal* (nível II)

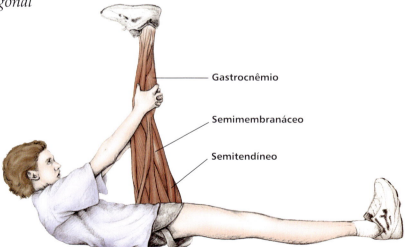

Figura 8.22 Cruzamento com a perna na diagonal (nível II).

TÉCNICA

Assuma a posição do Exercício nº 1 e estenda a perna. A cabeça também pode estar apoiada no chão e em repouso, enquanto a perna esquerda fica estendida diagonalmente cruzada em direção ao ombro oposto.

ARTICULAÇÃO ILIOFEMORAL (DO QUADRIL)

3. *Cruzamento com a perna estendida* (níveis II-III)

TÉCNICA

Assuma a posição do Exercício nº 2 e leve a perna ao chão em direção à mão oposta, com os braços para os lados.

Esses três exercícios podem ser feitos em sequência, antes de passar para o lado contralateral.

Um **alongamento combinado para os três músculos glúteos,** assim como para a maior parte dos outros músculos da articulação do quadril, é um exercício que parece não ter um nome. Às vezes é chamado de alongamento do piriforme (o piriforme é um rotador do quadril pequeno e profundo, descrito na página 156).

4. *Alongamento do piriforme ou da perna cruzada* (nível II)

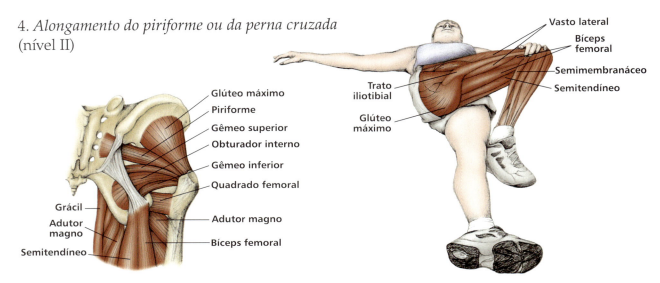

Figura 8.23 Alongamento do piriforme ou da perna cruzada (nível II). Na ilustração à direita, perna direita, vista posterior.

TÉCNICA

Deite-se em decúbito dorsal, cruzando uma perna sobre a outra com o pé da perna de cima próximo ao joelho da perna de baixo, com o pé de baixo imóvel no chão, braços estendidos na lateral. Role lentamente as pernas para um lado e depois para o outro. Continue o balanço lento enquanto as pernas se aproximam do chão, então segure em um dos lados e respire. Troque de perna e repita. A perna de baixo deve estar flexionada com o pé no chão para aumentar o alongamento conforme as pernas são roladas para o lado.

5. *Chutes de karatê* (nível III)

Não se surpreenda por este exercício ser considerado de nível III; a maior parte das pessoas têm dificuldade para se equilibrar em uma das pernas enquanto chuta com força com a outra perna sem se segurar em alguma coisa.

Os exercícios de fortalecimento e alongamento listados são apenas alguns dos existentes, mas fazê-los de modo consistente ajudará em qualquer desequilíbrio do corpo.

Músculos da região posterior do quadril (extensores)

Motores primários da extensão: **glúteo máximo, bíceps femoral, semitendíneo, semimembranáceo.**

O **glúteo máximo** é mais comumente chamado de "músculo do bumbum". O termo "glúteo" é derivado da palavra grega *gloutos*, que significa "nádega". Ao contrário da crença popular, este não é o maior músculo do corpo humano.

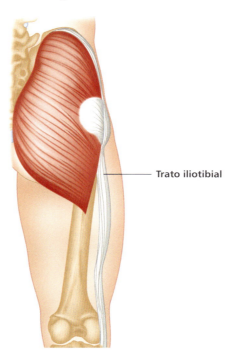

Figura 8.24 Glúteo máximo.

Trabalhando o glúteo máximo

O glúteo máximo é um grande músculo superficial a outros dois glúteos, portanto, mais aparente. É potente na extensão do quadril, que é a ação de levar a coxa posteriormente, ou para trás da pelve. A extensão também é o "retorno da flexão", de modo que, se a coxa está na frente do corpo (flexão) e retorna à posição neutra, realiza uma extensão do quadril. Ao passar da posição sentada (flexão do quadril) para em pé, ocorre a extensão do quadril, sendo o glúteo máximo o músculo mais forte atuante na contração concêntrica. Ele se contrai excentricamente ao passar da posição em pé para a sentada.

Os exercícios aeróbicos, como caminhar, correr, nadar, pedalar, esquiar e patinar, acionam o glúteo máximo; eles queimam a gordura corporal de modo natural (os medicamentos e a cirurgia não são naturais). A fórmula mágica do exercício é realizá-lo de 3 a 4 vezes por semana, durante pelo menos 20 minutos de cada vez: o suficiente para alcançar a frequência cardíaca de treinamento e mantê-la em um nível consistente pela quantidade de tempo necessária (consulte fontes sobre exercícios aeróbicos ou aparelhos para descobrir a frequência cardíaca de treinamento.) Também ocorrerão o fortalecimento e a hipertrofia da área.

A lista de atividades que incorporam a extensão do quadril e trabalham o glúteo máximo inclui:

1. **Subir escadas** – cada vez que o pé da frente dá um passo e "empurra o chão para baixo" para subir, o quadril se estende.

2. **Caminhada/corrida** – a extensão do quadril ocorre quando o pé da frente empurra para impulsionar o corpo para a frente.

3. **Saltos** – o corpo passa de uma posição semissentada, ou posição de agachamento, para uma com as pernas estendidas; as fibras posteriores inferiores foram chamadas de *goosers*.

4. **Natação** – na pernada do nado peito – um potente exercício de extensão da perna para impulsionar o corpo para a frente – o glúteo máximo é acionado duplamente, já que as pernas também podem ser rotacionadas lateralmente (a segunda ação do glúteo máximo).

5. **Ciclismo** – conforme o joelho se estende, a articulação do quadril também se estende.

6. **Agachamento** – corresponde a passar da posição sentada para em pé, de modo que o glúteo máximo trabalha arduamente, dependendo da quantidade de peso utilizada. Quanto maior o peso, maior o trabalho para esse músculo. Alguns levantadores de peso apresentam um glúteo máximo superdimensionado – em razão da enorme quantidade de peso levantada, e depois se perguntam como seus quadris ficaram tão grandes. A parte lombar da coluna vertebral e os joelhos também podem ser comprometidos em decorrência do excesso de peso e/ou da má postura.

7. *Grande pliés* das aulas de técnica de dança – o glúteo máximo atua tanto na extensão quanto na rotação lateral do quadril durante a subida da posição agachada em rotação lateral, com a gravidade atuando como resistência.

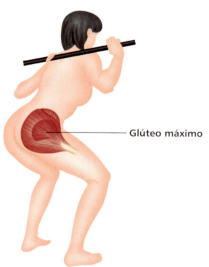

Figura 8.25 Agachamento, ilustrando o glúteo máximo, necessário para a potente extensão do quadril.

EXERCÍCIOS DE FORTALECIMENTO PARA O MÚSCULO GLÚTEO MÁXIMO

1. *Postura da ponte* (Setu bandha) (nível I)
Também descrita como um alongamento dos flexores do quadril (página 133).

2. *Elevação posterior das pernas* (nível II)

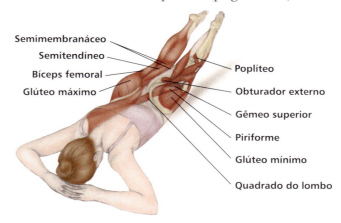

Figura 8.26 Elevação posterior das pernas (nível II).

TÉCNICA

Deite-se em decúbito ventral e eleve as duas pernas ao mesmo tempo. Mantenha as pernas afastadas na largura dos quadris e os músculos abdominais tracionados contra a coluna vertebral para apoiar a parte inferior das costas. Realize uma respiração torácica. Mantenha a posição ou levante e abaixe as pernas. Levante uma perna de cada vez para um exercício de nível I

Aparelhos para o glúteo máximo
1. *Leg press* (níveis I-III), dependendo do peso utilizado.

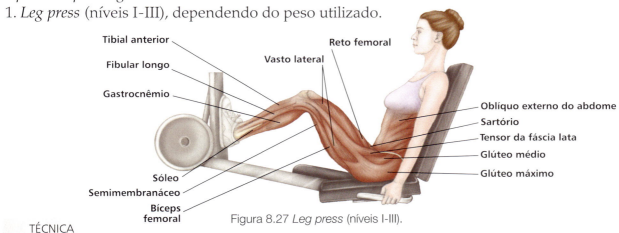

Figura 8.27 *Leg press* (níveis I-III).

TÉCNICA

Mantenha as pernas paralelas ou rotacione externamente para benefício adicional ao glúteo máximo.

2. *Aparelho de remo* (níveis I-III). Quanto mais longo o treino, mais vantajoso o exercício, auxiliando também o sistema cardiovascular.

3. *Chute traseiro com polia baixa* (níveis I-III). O nível depende do peso utilizado e da amplitude do movimento.

Ligamento iliofemoral ("Y")

O ligamento iliofemoral ("Y") na parte anterior da articulação do quadril limita a extensão e a rotação lateral do quadril – não se deve ir além dos limites impostos por esse ligamento. Quando ele é hiperalongado, não é capaz de retornar a seu tamanho original, tornando a articulação instável. Se isso já aconteceu, são necessários exercícios extras de fortalecimento para equilibrar a articulação.

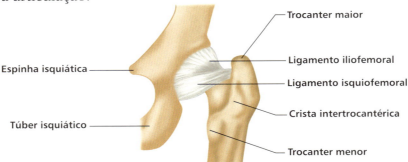

Figura 8.28 O ligamento iliofemoral ("Y").

Os atletas em treinamento precisam tomar cuidado com a repetição excessiva de determinados movimentos. Uma bailaria faz diversos *pliés* diariamente apenas para se aquecer e então realiza saltos. Os patinadores podem saltar pelo menos 50 vezes em uma única aula. Muitos levantadores de peso exageram na quantidade de peso nos agachamentos. Os jogadores de basquetebol correm e saltam por horas. Dependendo do treinamento, os quadris podem ficar "muito volumosos" ou desproporcionais ao restante do corpo. **O alongamento depois da atividade pode ajudar a alongar em vez de "avolumar" o músculo.**

EXERCÍCIOS DE ALONGAMENTO PARA O MÚSCULO GLÚTEO MÁXIMO

1. *Prece maometana* (child's pose) (nível I)
Ver Figura 5.13.

2. *Rotação da coluna em decúbito dorsal* (níveis I-III)

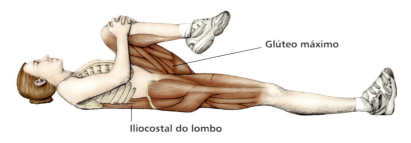

Figura 8.29 Rotação da coluna em decúbito dorsal (níveis I-III).

TÉCNICA

Deite-se em decúbito dorsal com as pernas estendidas. Puxe o joelho esquerdo até o tórax, então deixe que o joelho se alongue em direção ao ombro direito (use a mão direita para ajudar a tracionar). Solte a perna esquerda para a direita rotacionando a coluna, com os braços para os lados. Respire profundamente, relaxando no alongamento. Repita do outro lado. Estender a perna esquerda leva a um exercício de nível III.

3. *Inclinação anterior da coluna vertebral em pé* (Uttanasana) (níveis II-III)

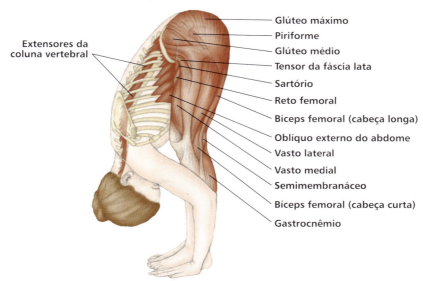

Figura 8.30 Inclinação anterior da coluna vertebral em pé (*Uttanasana*).

TÉCNICA

Em posição ortostática, com os pés afastados na largura do quadril, role a cabeça e o tronco para baixo em direção ao chão. Mantenha os joelhos soltos descarregando o peso para a frente em direção às pontas dos pés. Deixe que os braços e a cabeça permaneçam alinhados com o tronco, respirando profundamente. Role de volta para cima lentamente, desenrolando cada vértebra, pressionando os abdominais contra a coluna vertebral. Não "trave" os joelhos. O estômago e as coxas se conectam para estimular os órgãos, enquanto o corpo se alonga passivamente. Se isso parecer impossível, tente flexionar mais os joelhos.

4. *Inclinação para a frente na posição sentada* (Paschimottanasana) (nível III)

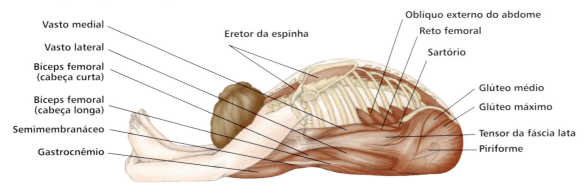

Figura 8.31 Inclinação para a frente na posição sentada (*Paschimottanasana*).

TÉCNICA

Sente-se com as pernas estendidas na frente do corpo, com as mãos na direção dos pés. Se os joelhos estiverem flexionados, o exercício afeta mais o glúteo máximo do que os isquiotibiais. A coluna vertebral é estendida. Curvar para a frente na posição sentada também é um bom alongamento para os músculos extensores da coluna vertebral, e quando os joelhos estão estendidos, para os isquiotibiais.

O grupo muscular dos **isquiotibiais** também é potente na extensão do quadril, com os três músculos dando a forma da parte posterior da coxa.

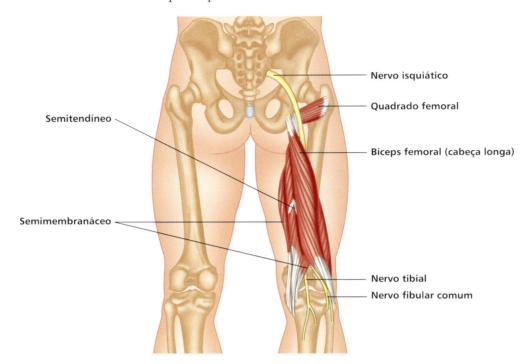

Figura 8.32 Grupo muscular dos isquiotibiais; bíceps femoral, semitendíneo e semimembranáceo.

O **bíceps femoral** é o mais lateral dos três músculos isquiotibiais, e geralmente o maior. Tem duas cabeças (por isso "bíceps"): longa e curta. É a cabeça longa que cruza a articulação do quadril atuando nela. Também pode se contrair para ajudar na rotação lateral do quadril.

Os outros dois isquiotibiais, o **semitendíneo** e o **semimembranáceo**, são completamente sinérgicos, o que significa que ambos desempenham exatamente as mesmas ações, então podem ser analisados em conjunto. Atuando no quadril, eles estendem e são ativos na rotação medial, a ação rotacional oposta à do bíceps femoral. Embora os três músculos isquiotibiais se insiram proximalmente no mesmo ponto da pelve, o túber isquiático, eles se separam no joelho. O bíceps femoral se insere no aspecto externo abaixo do joelho (fíbula) e o semitendíneo e o semimembranáceo se inserem na parte interna abaixo do joelho (tíbia).

Os três músculos isquiotibiais são biarticulados, ou poliarticulares, atuando em duas articulações: o quadril e o joelho. Sua ação principal no joelho é a flexão, ou o dobramento do joelho.

EXERCÍCIOS DE FORTALECIMENTO DOS EXTENSORES DO QUADRIL

Os exercícios de fortalecimento e alongamento dos extensores do quadril discutidos na seção do glúteo máximo também podem ser realizados para os isquiotibiais. O agachamento e o *grand plié* tendem a isolar e trabalhar mais o glúteo máximo, enquanto os isquiotibiais atuam mais na caminhada do que o glúteo máximo. Os tendões podem ser isolados do glúteo máximo fazendo os exercícios a seguir:

1. *Flexão de pernas* (leg curl) *deitado* (níveis I-III, dependendo do peso)

   TÉCNICA

   Deite-se em decúbito ventral e flexione um joelho de cada vez, adicionando peso aos tornozelos para aumentar a resistência. Isso também pode ser feito em aparelhos flexores, projetados para a posição em pé, sentada ou em decúbito ventral. Quando feito no chão, assim que o joelho for flexionado, a coxa pode ser elevada do chão, ativando o glúteo máximo.

2. *Chute com uma perna* (single leg kick) *do pilates* (níveis I-II)

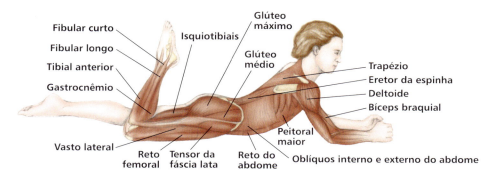

Figura 8.33 Chute com uma perna (*single leg kick*) do pilates (níveis I-II).

   TÉCNICA

   Deite-se em decúbito ventral e eleve o tórax com os antebraços apoiados no chão, cotovelos flexionados sob os ombros e mãos fechadas. Apoie a parte inferior das costas elevando o abdome, não os quadris, do chão. Flexione uma perna com o tornozelo em flexão plantar, então troque. Repita várias vezes.

3. *Levantamento bom-dia* (níveis I-III), dependendo do peso da barra (Figura 3.18)

   TÉCNICA

   Fique em posição ortostática com os pés afastados na largura do quadril e flexione o tronco para a frente, mantendo a coluna estendida. Retorne à posição ereta. Os joelhos estendidos (não hiperestendidos) isolarão os isquiotibiais; os joelhos flexionados trabalharão o glúteo máximo. Este exercício trabalha também os extensores da coluna vertebral (Capítulo 3). Como os três isquiotibiais se inserem aos túberes isquiáticos, eles são capazes de tracionar a parte posterior da pelve para baixo. Isso ocorre no *levantamento bom-dia* com os joelhos estendidos.

Para isolar os extensores do quadril um do outro nos equipamentos de exercício aeróbico utilizados em academias ou em casa, utilize esteiras para os isquiotibiais (movimento para a frente) e aparelhos de *step* ou elíptico para o glúteo máximo (movimentos para cima e para baixo).

Adicionar rotação lateral ao quadril a qualquer exercício extensor trabalhará o glúteo máximo e o bíceps femoral. Fazer rotação medial do quadril irá isolar o semitendíneo e o semimembranáceo. A rotação do quadril é discutida no final deste capítulo.

EXERCÍCIOS DE ALONGAMENTO DOS EXTENSORES DO QUADRIL

Alongamentos que incorporam a extensão do joelho com a perna à frente do corpo alongarão completamente os isquiotibiais. Quando os joelhos estão soltos, ou flexionados, os isquiotibiais são liberados de sua linha de tração no joelho e o foco do alongamento recai sobre o glúteo máximo.

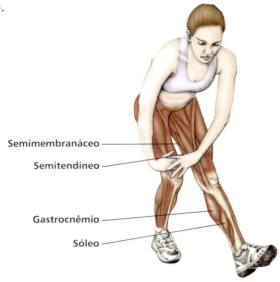

Figura 8.34 Alongamento dos isquiotibiais em pé com elevação dos dedos do pé.

TÉCNICA

Fique em pé, com um joelho flexionado e a outra perna estendida na frente. Coloque os dedos do pé apontando para o corpo e incline o corpo para a frente. Mantenha as costas eretas e as mãos apoiadas sobre o joelho flexionado.

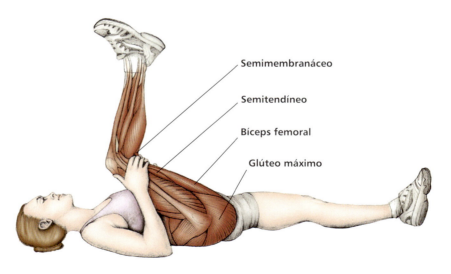

Figura 8.35 Alongamento de isquiotibiais deitado com o joelho flexionado.

TÉCNICA

Deite-se em decúbito dorsal e flexione uma perna. Puxe o outro joelho em direção ao tórax, então lenta e cuidadosamente estenda a perna elevada.

Nos exercícios anteriores, os isquiotibiais são completamente acionados no alongamento, porque os joelhos estão estendidos. Alongamentos para isolar o outro extensor do quadril, o glúteo máximo, são encontrados nessa seção (ver páginas 146-147 para alongamentos do glúteo máximo).

Músculos da região medial do quadril (adutores)

Motores primários da adução: **pectíneo, adutor magno, adutor curto, adutor longo, grácil.**

Estes músculos moldam a parte medial da coxa. Os adutores são semelhantes aos "cinco dedos", com o polegar no topo da parte medial da coxa e o "dedo mínimo" na base. Conforme o fêmur desce do aspecto lateral da pelve, esse osso se angula para dentro até o joelho. Isso cria um "espaço" na parte superior da coxa em que se acomodam os músculos adutores.

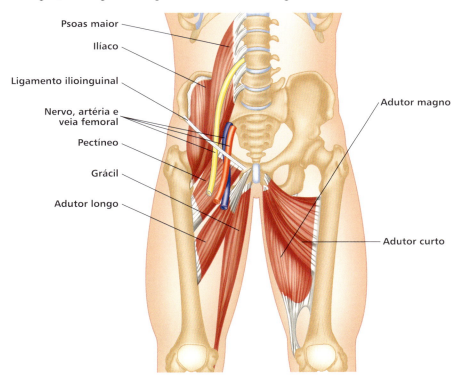

Figura 8.36 Músculos da região medial (adutores) do quadril.

O **pectíneo** é o adutor mais superior da região chamada de "virilha". Já foi identificado como um motor secundário da flexão do quadril. Sua ação principal é a adução, ou trazer a coxa em direção à linha mediana do corpo.

Os três músculos adutores são chamados especificamente de **adutor magno, adutor curto** e **adutor longo**. Eles se deslocam inferiormente pelo aspecto medial da coxa, originando-se na área anterior do púbis e inserindo-se na região medial ao longo do comprimento do fêmur. O adutor magno é o maior dos três, como o nome indica, e se espalha cobrindo a área mais ampla da parte medial da coxa. Contém uma seção anterior e outra posterior – o espaço entre as duas inserções distais é chamada de hiato adutor.

Exercício e movimento: abordagem anatômica

O longo e delgado **grácil** tem sua inserção proximal na sínfise púbica e inserção distal na tíbia abaixo do joelho. Ele molda a parte superficial do aspecto medial da coxa, mas é relativamente fraco. É o único músculo adutor biarticulado, atuando no joelho e no quadril. A maior parte dos adutores também rotaciona o quadril. O pectíneo e o grácil rotacionam medialmente, e o adutor magno e o adutor curto rotacionam lateralmente. Todos os adutores atuam como estabilizadores da perna quando ela está sustentando peso; eles ajudam a manter as pernas abaixo do corpo. Eles também estabilizam a pelve.

EXERCÍCIOS DE FORTALECIMENTO DOS ADUTORES DO QUADRIL

1. *Elevação da perna de baixo* (níveis I-II)
A **elevação da perna de baixo** é um dos exercícios para os adutores do quadril mais populares, feito no pilates e nas aulas de ginástica de solo.

TÉCNICA

Deite-se de lado com a cabeça apoiada no braço de baixo, a mão de cima no chão, na frente do tórax ou segurando o tornozelo. A perna de cima é flexionada à frente para que a perna de baixo fique livre para se mover. Levante e abaixe a perna de baixo, 5 a 8 vezes; adicione peso ao tornozelo, rotações ou círculos de pernas para um treino mais intenso. Sempre repita do lado contralateral.

2. *Adução na posição sentada* (nível I)

TÉCNICA

Sente-se ereto em uma cadeira com as pernas afastadas na largura do quadril. Coloque as mãos no aspecto medial das coxas e faça força para fechar as coxas. Aprimore o exercício: usar as mãos irá exercitar os músculos do ombro e do braço enquanto você faz força contra as coxas.

3. *Exercícios aquáticos* (nível I)
Praticar exercícios em uma piscina tem a vantagem de usar a resistência da água sem exercer muito impacto sobre o corpo.

TÉCNICA

a) Fique em pé segurando na borda da piscina e cruze uma perna na frente e então atrás do corpo. Mantenha a perna em rotação lateral em algumas repetições e então rotacione medialmente. Repita com a outra perna.

b) Para trabalhar as duas pernas ao mesmo tempo, segure em um trampolim de mergulho ou na lateral da piscina, encostando as costas na borda da piscina. Abra e então feche as pernas, repetindo de 8 a 10 vezes. Isso é bom tanto para a adução quanto para a abdução.

4. *Adução com cabo e mola* (nível II)

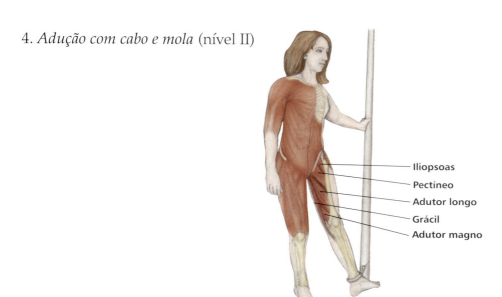

Figura 8.37 Adução em polia baixa (nível II).

TÉCNICA

Prenda o pé em um cabo com mola. A mola fornece a tensão conforme a perna cruza a linha mediana do corpo.

Com a resistência adicional da mola do cabo preso ao pé ou tornozelo, segure no aparelho e puxe a perna em direção à linha mediana e cruzando na frente da outra perna.

5. *Adução na cadeira adutora* (níveis II-III)

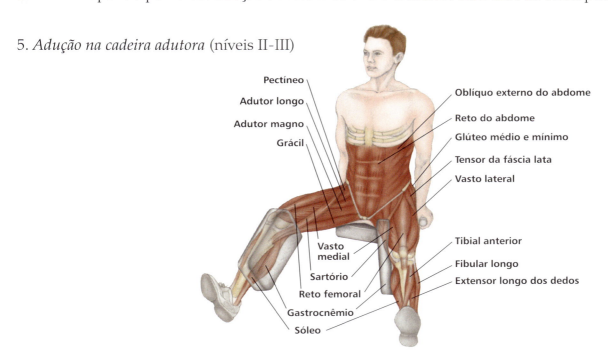

Figura 8.38 Adução na cadeira adutora.

TÉCNICA

Fique na posição sentada com as pernas bem abertas. A resistência é aplicada na parte medial das coxas, conforme as pernas fazem força contra essa resistência. Pode ser realizado mantendo-se a posição ou repetindo-se o movimento em séries.

EXERCÍCIOS DE ALONGAMENTO DOS ADUTORES DO QUADRIL

Qualquer posição do corpo que coloca a perna em uma posição abduzida irá alongar os adutores.

1. *Postura da borboleta* (Baddha konasana) (nível I)

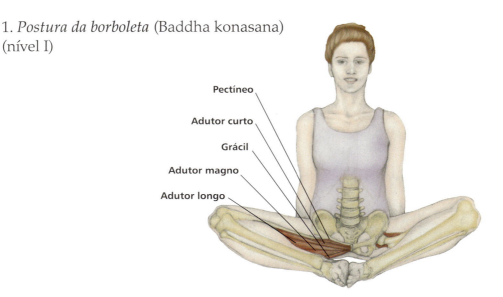

Figura 8.39 Postura da borboleta (*Baddha konasana*) (nível I).

TÉCNICA

Sente-se, flexione os joelhos e abduza as coxas, com as plantas dos pés encostadas uma à outra. As mãos podem apoiar a coluna vertebral, colocando-as no chão atrás dos quadris. Para aprimorar o alongamento, coloque as mãos na parte medial dos joelhos e pressione suavemente; o arredondamento da coluna vertebral levando a cabeça em direção aos pés também irá potencializar o alongamento.

2. *Alongamento sentado com as pernas afastadas* (nível II-III)

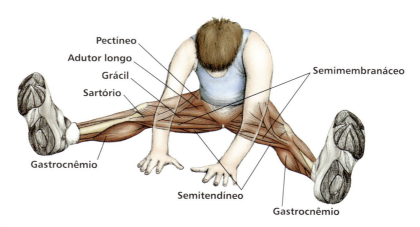

Figura 8.40 Alongamento sentado com as pernas afastadas (nível II-III).

TÉCNICA

Sente-se com as pernas estendidas e bem afastadas uma da outra. Mantenha as costas eretas e incline para a frente. Para o nível III, abduza mais as pernas.

3. *Borboleta de cabeça para baixo* (níveis I-II)

TÉCNICA

Deite-se em decúbito dorsal com os joelhos no tórax. Abduza as coxas, tocando as plantas dos pés. Coloque os braços por entre as pernas e segure os tornozelos. Puxe-os em direção ao tórax para um alongamento adicional, enquanto os cotovelos pressionam os joelhos, afastando-os um do outro. Abduza uma perna de cada vez para um maior alongamento.

4. *Alongamento em pé com a perna elevada* (níveis I-II)

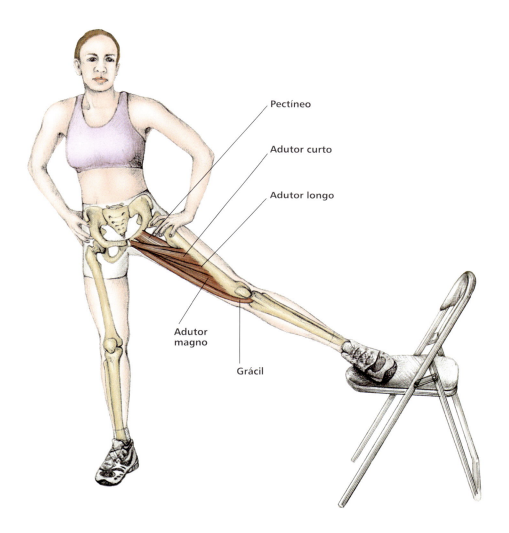

Figura 8.41 Alongamento em pé com a perna elevada (nível I).

TÉCNICA

Fique em pé e levante uma perna na lateral, apoiando o pé em um objeto elevado. Mantenha os dedos do pé voltados para a frente e mova lentamente a outra perna, afastando-se do objeto. Para o nível II, use um objeto mais alto e, se você precisar, segure-se em algum lugar para se equilibrar.

Os seis rotadores profundos do quadril
Piriforme, gêmeos superior e inferior, obturadores interno e externo, quadrado femoral.

Localizados sob os músculos glúteos, os seis rotadores profundos são os menores músculos do quadril e são os principais responsáveis pela rotação lateral. No balé, a tão procurada rotação lateral dos quadris é feita principalmente por esses pequenos músculos posteriores localizados na área profunda dos glúteos. Outros músculos maiores do quadril auxiliarão.

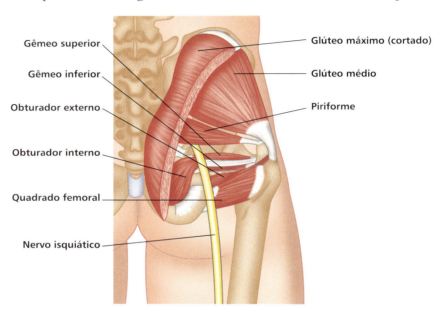

Figura 8.42 Seis rotadores profundos; piriforme, gêmeos superior e inferior, obturadores interno e externo, quadrado femoral.

O **piriforme** é o músculo superior e o único dos seis que se insere proximalmente no sacro, passando pela incisura isquiática maior e se inserindo distalmente no trocanter maior do fêmur. Ele rotaciona lateralmente quando o sacro está fixo e também é ativado quando a pelve "se desloca". O trajeto do músculo indica que, quando comprimido ou espasmódico, poderia prejudicar o nervo isquiático, causando o que os médicos chamam de **ciatalgia**. Essa condição causa dor ao longo do trajeto do nervo na coxa e geralmente é atribuída a problemas discais na região lombar da coluna vertebral. Contudo, é mais fácil liberar um músculo do quadril encurtado antes de pensar que há um problema de hérnia de disco.

O **gêmeo superior** e o **gêmeo inferior** (os gêmeos) são músculos pequenos e finos que cruzam a articulação do quadril do ísquio ao trocanter maior do fêmur. Seu trajeto é quase horizontal em toda a articulação.

Situado entre os dois gêmeos, o **obturador interno** tem uma inserção proximal ampla em uma parte da pelve chamada de forame obturado, junto às partes inferiores do ílio. As fibras então passam pela incisura isquiática menor e vão até o fêmur. Além de ser um rotador externo, é um forte estabilizador do quadril.

O **obturador externo** é um rotador do quadril ideal, em razão de sua posição. Ele tem origem na extremidade inferior do forame obturado, então passa atrás do colo do fêmur e se insere no trocanter maior do fêmur, do lado medial. Sua linha de tração possibilita que a cabeça do fêmur rotacione lateralmente para dentro do soquete da pelve, produzindo uma rotação lateral do quadril.

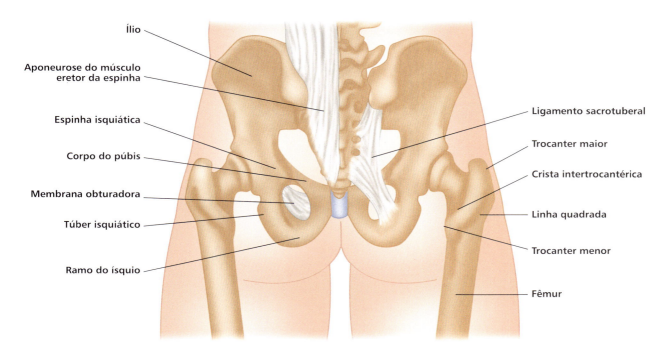

Figura 8.43 Ossos do cíngulo do membro inferior (vista posterior).

O rotador profundo mais inferior (mais baixo) é o **quadrado femoral**. Trata-se de um músculo curto que se desloca quase horizontalmente da parte superior do túber isquiático ao fêmur. Não confunda esse músculo com o grupo muscular do quadríceps femoral, os extensores do joelho.

Os seis músculos rotadores profundos podem tracionar a pelve para a frente, e ajudam a equilibrar a pelve e a coluna vertebral, juntamente ao psoas. Eles também têm ações secundárias menores no quadril. Os três primeiros músculos podem estender e abduzir, os três últimos podem estender e aduzir.

O sartório, o glúteo máximo, o bíceps femoral e os três adutores também ajudam os seis rotadores profundos na rotação lateral. Com tantos músculos capazes de realizar apenas uma ação, o fortalecimento e o alongamento são muito importantes. (É mais fácil isolar os rotadores liberando a perna do apoio no chão.)

EXERCÍCIOS DE FORTALECIMENTO DOS ROTADORES LATERAIS DO QUADRIL

1. *Rotação da perna em posição sentada/deitada* (nível I)

   TÉCNICA

   Sentado ereto em uma cadeira com as mãos nas laterais, estenda as duas pernas para a frente, com os calcanhares unidos. Rotacione lateralmente os quadris, e então medialmente. É um exercício muito fácil, e uma boa maneira de localizar e sentir os músculos trabalhando. Tente elevar o tronco como se estivesse "retirando" o peso da cadeira e contraia os glúteos. Isso ativa os pequenos músculos do assoalho pélvico. Esse exercício também pode ser feito sentado no chão, ou em decúbito dorsal, com as pernas em direção ao teto.

2. *Rotação da perna em pé* (nível I)

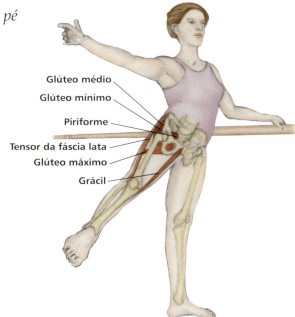

Figura 8.44 Rotação da perna em pé (nível I). (Mostrada a rotação medial.)

   TÉCNICA

   Segurando em uma parede ou barra com uma mão, abduza a perna de fora alguns centímetros do chão, mantendo o quadril para baixo. Rotacione lateral e medialmente. Tente elevar mais a perna, mas não acima de 45°.

3. *Rond de jambé* (níveis I-III)

   TÉCNICA

   Um exercício do balé realizado em pé; é feito estendendo-se uma perna para a frente, para o lado e então para trás em um movimento circular contínuo, mantendo a rotação lateral o tempo todo. O posicionamento com o pé no chão é de nível I, fora do chão é de nível II. Mais difícil do que parece, tente levantar a perna até a altura da cintura (nível III). Balé não é fácil.

EXERCÍCIOS DE ALONGAMENTO DOS ROTADORES LATERAIS DO QUADRIL

Deve-se rotacionar medialmente para alongar os rotadores laterais. Quando as pernas estão cruzadas, a perna de baixo está em uma leve rotação medial. Experimente o alongamento com a perna cruzada (página 142) flexionada. É um dos melhores alongamentos para o mais superior dos seis rotadores profundos, o piriforme. Lembre-se que esse músculo é o culpado pela "ciatalgia", um termo usado quando o nervo isquiático é comprimido. O piriforme encurtado afetará o nervo, causando desconforto e/ou dor no quadril e na coxa. Relaxar e alongar esse músculo é simples; pense no quanto se pode economizar com gastos médicos. Tente também o **alongamento dos glúteos com o pé no tórax na posição sentada**.

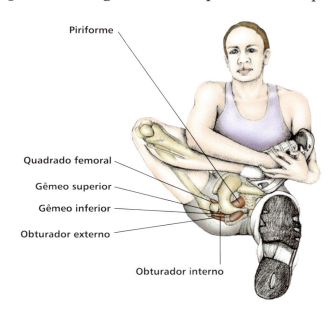

Figura 8.45 Alongamento dos glúteos com o pé no tórax na posição sentada.

TÉCNICA

Sente-se com uma perna estendida e segure no outro tornozelo, puxando-o em direção ao tórax. Use as mãos e os braços para regular a intensidade do alongamento. Quanto mais perto você puxa o pé do tórax, mais intenso é o alongamento.

Rotadores mediais do quadril

Não entre em pânico, estes músculos já foram estudados. São eles: **glúteo médio e mínimo, tensor da fáscia lata, semitendíneo, semimembranáceo, grácil, pectíneo** (de acordo com a maior parte das fontes).

A maior parte dos exercícios de rotação lateral (para fora) pode ser revertida para rotação medial (para dentro); é só rotacionar a coxa para dentro em vez de para fora.

ARTICULAÇÃO ILIOFEMORAL (DO QUADRIL)

Desequilíbrios do quadril

Todos têm um desequilíbrio do quadril. Situações:

1) Um quadril pode ser mais encurtado do que o outro simplesmente por ficar mais tempo apoiado sobre uma das pernas.

2) Atividades físicas que exigem força dos membros inferiores, como corrida e ciclismo, precisam de mais alongamentos para aliviar músculos tensos.

3) Qualquer esporte em que o objetivo seja uma perna flexível e elevada (dança, patinação artística, ginástica rítmica) pode levar a uma articulação instável, a menos que sejam realizados exercícios de fortalecimento para combater a frouxidão.

Não há "articulações duplas", apenas articulações muito frouxas. A área do quadril pode ser vasta, mas abriga a parte central do corpo e se conecta às pernas. Respeite-a.

Fim dos mitos sobre a articulação iliofemoral (do quadril)

A maior parte dos músculos do quadril desempenha mais de uma ação nele

Isso é verdade para todas as articulações esferoides, e o quadril não é uma exceção. De todos os grandes músculos ao redor da articulação iliofemoral, o reto femoral é o único músculo que é capaz de desempenhar apenas uma ação no quadril: a flexão. Obviamente, também é um músculo do quadríceps, de modo que pode também estender o joelho. Os outros quatorze grandes músculos podem desempenhar outras ações. Os seis rotadores profundos rotacionam lateralmente, mas são músculos pequenos e exercem alguma função secundária. **É fácil confundir o reto femoral e o quadrado femoral, por causa dos nomes. O reto femoral é um músculo biarticular, grande e anterior; o quadrado femoral é um dos seis pequenos rotadores profundos encontrados posteriormente, inferior aos outros cinco. Ambos atuam na articulação do quadril de modo diferente.**

O desequilíbrio do quadril pode ser corrigido

Há um grande trabalho postural que pode ajudar qualquer pessoa a manter o quadril em equilíbrio. A maior parte das artroplastias do quadril é realizada porque um osso desgastou o outro. A pressão pode ser mantida fora dos amortecedores de impacto entre dois ossos (cartilagem) se o fêmur e a pelve estiverem adequadamente alinhados e o peso corporal estiver bem distribuído. O excesso de peso dificultará a eficácia da articulação. **Os pacientes com (ou sem) cirurgia articular precisam manter um peso adequado à sua estrutura óssea; os médicos podem ajudar a reforçar isso.**

O atleta de fim de semana

Não se torne um "atleta de final de semana", condicione-se durante toda a semana para evitar choques ao corpo e, especificamente, às articulações. Além disso, é preciso ter cuidado com o uso excessivo por muitos anos. **A prática de esportes ao longo da vida pode ser boa, se forem tomados os devidos cuidados para não lesionar-se repetidamente. Em resumo, a artroplastia do quadril pode ser evitada.**

Principais músculos envolvidos nos movimentos da articulação iliofemoral (do quadril)

Flexão
Iliopsoas; reto femoral; tensor da fáscia lata; sartório; adutor curto; adutor longo; pectíneo

Extensão
Glúteo máximo; semitendíneo; semimembranáceo; bíceps femoral (cabeça longa); adutor magno (fibras isquiáticas)

Abdução
Glúteo médio; glúteo mínimo; tensor da fáscia lata; obturador interno (em flexão); piriforme (em flexão)

Adução
Adutor magno; adutor curto; adutor longo; pectíneo; grácil; glúteo máximo (fibras inferiores); quadrado femoral

Rotação lateral
Glúteo máximo; obturador interno; gêmeos superior e inferior; obturador externo; quadrado femoral; piriforme; sartório; adutor magno; adutor curto; adutor longo; bíceps femoral

Rotação medial
Tensor da fáscia lata; glúteo médio (fibras anteriores); glúteo mínimo (fibras anteriores); semitendíneo; semimembranáceo; grácil

Articulação do joelho

Os joelhos são um exemplo perfeito de articulação: dois ossos articulados (unidos), mantidos conectados por ligamentos, com tendões musculares inseridos para mover a articulação, cartilagem para absorver impactos e líquido sinovial dentro de uma membrana para lubrificar. É a maior articulação do corpo, com os dois ossos longos (fêmur e tíbia) atuando como alavancas; no ponto em que eles se encontram há pouco movimento lateral.

Exercício e movimento: abordagem anatômica

ARTICULAÇÃO DO JOELHO

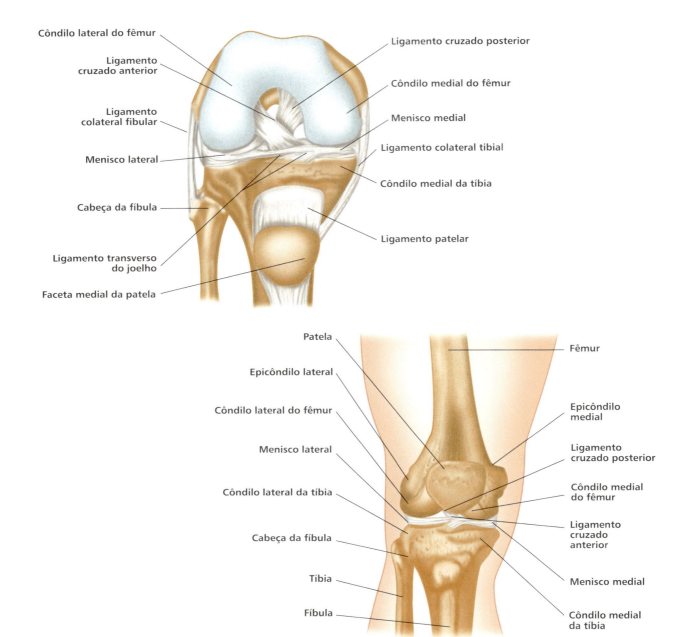

Figura 9.1 Articulação do joelho, vista anterior (ambas as ilustrações).

Os dois ligamentos colaterais encontram-se nos lados do joelho, conhecidos como ligamentos colateral tibial e colateral fibular. Os ligamentos cruzados anterior e posterior se cruzam dentro da articulação do joelho. A cartilagem (menisco medial e lateral) é mostrada entre os dois ossos, o fêmur e a tíbia. A patela foi removida da ilustração para possibilitar a visualização das partes mais profundas.

A articulação do joelho contém várias bolsas – sacos cheios de um líquido viscoso – que reduzem o atrito, atuando como acolchoamentos para a articulação. A bolsa profunda formada pela cápsula articular do joelho, a bolsa suprapatelar, é a maior bolsa do corpo. Está localizada entre o fêmur e o tendão do quadríceps femoral. As três outras grandes bolsas do joelho são a bolsa subcutânea pré-patelar, localizada entre a pele e a superfície anterior da patela; a bolsa superficial infrapatelar, localizada entre a pele e o tendão patelar; e a bolsa infrapatelar profunda, localizada entre a tuberosidade da tíbia e o tendão patelar. Por fim, a bolsa anserina está localizada na parte inferior interna da articulação do joelho, onde o sartório, o grácil e o semitendíneo se inserem como o tendão conjunto da pata de ganso.

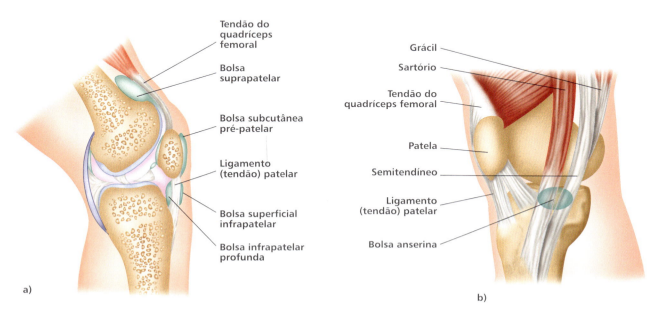

Figura 9.2 Articulação do joelho; a) vista médio-sagital, b) vista medial.

A articulação do joelho torna-se ainda mais complicada ao se acrescentar a patela e seu ligamento que se estende a partir do tendão do quadríceps femoral, a fíbula, como uma âncora para os tendões e ligamentos e as duas ações rotatórias mobilizando a articulação. O joelho tem um mecanismo de atuação altamente especializado. Imagine a articulação do joelho sem a patela para protegê-la anteriormente, ou sem os ligamentos cruzados e colaterais para estabilizá-lo. Algumas pessoas abusaram tanto de seus joelhos que na verdade estão andando sem o auxílio de toda essa proteção embutida. Os ligamentos e cartilagens estão distendidos, lacerados ou desgastados; os músculos estão fracos; os ossos estão fora do alinhamento. A disfunção a longo prazo é tolerada até que a dor se torna insuportável.

Daí a maravilha da medicina moderna: a artroplastia do joelho. A cirurgia é milagrosa para alguns, mas para outros pode ser evitada. Com o tratamento, fortalecimento e trabalho postural corretos, a dor pode ser aliviada e o corpo equilibrado, sem o caráter invasivo de uma cirurgia.

Se as condições forem tratadas logo no início, a substituição da articulação pode ser evitada.

Extensores do joelho: quadríceps femoral

O famoso "quadríceps" é um grupo de quatro músculos que trabalham em conjunto para desempenhar um movimento principal: a extensão (endireitamento) do joelho. *Os quatro músculos do quadríceps femoral são*: o **reto femoral,** o **vasto medial,** o **vasto intermédio** e o **vasto lateral.**

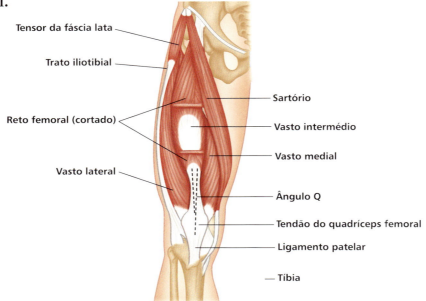

Figura 9.3 Músculos do quadríceps. (O ângulo Q é delineado e descrito mais adiante.)

Os músculos do quadríceps femoral são ativados em muitos movimentos: deambular, correr, saltar, chutar; qualquer movimento que estenda o joelho. É o maior e mais forte grupo muscular do corpo humano. O quadríceps é mais forte do que seus antagonistas, os isquiotibiais. É desejável ter um quadríceps aproximadamente 20% mais forte para equilibrar os mecanismos da articulação do joelho.

Eles são os únicos extensores do joelho, mas dois deles também contribuem para o movimento de rotação da perna. O vasto medial rotaciona medialmente e o vasto lateral rotaciona lateralmente, somente quando o joelho está flexionado. Quando o joelho está estendido, não é possível realizar rotação.

O mais superficial dos músculos do quadríceps, o reto femoral, é também o único que pode atuar em duas articulações (biarticulado). Descrito no Capítulo 8 como um flexor do quadril, ele passa pela frente da coxa para se inserir com os outros três músculos do quadríceps pelo seu tendão comum. Esse tendão passa sobre a patela se deslocando até a tíbia e formando o ligamento patelar.

Enquanto os quatro músculos do quadríceps se contraem de modo concêntrico para estender o joelho ao saltar, também atuam como freios durante a aterrissagem, contraindo-se excentricamente quando os joelhos se flexionam para evitar que o corpo colapse no chão. Isso o torna o principal motor do joelho em todo o movimento de salto.

O ângulo Q é a linha de tração do quadríceps sobre a patela. Como se pode ver na Figura 9.3, essa linha não é vertical. A linha traçada da patela à EIAS intersecta-se com uma linha do fêmur à tuberosidade da tíbia passando pela patela. Isso determina o ângulo Q, que normalmente varia entre 10 e 17°. Geralmente é maior no sexo feminino. Ângulos maiores podem causar problemas em razão da tração aumentada fora do centro.

O eixo do fêmur também não é vertical, mas o centro da articulação do quadril está quase diretamente alinhado com o centro da articulação do joelho. Isso é chamado de eixo mecânico do fêmur e é crucial para a transmissão adequada de peso para a perna.

EXERCÍCIOS DE FORTALECIMENTO PARA O MÚSCULO QUADRÍCEPS FEMORAL

Aparelhos: *leg press*, **extensor de joelho, remo** e qualquer equipamento de condicionamento cardiovascular em que o joelho se estenda contra a resistência promovendo a contração concêntrica.

Contrações isométricas de uma perna estendida contra uma força imóvel (parede ou chão).
Musculação: agachamento *plié* (ilustrado a seguir).
Balé: *Grand pliés* e *battements* frente.
Pilates: Sapo (*Frog*) no *reformer*.

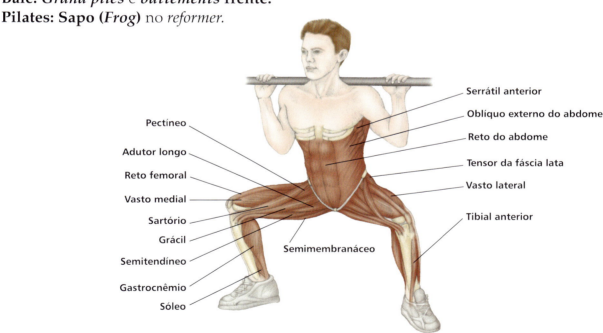

Figura 9.4 Agachamento *plié* na barra.

TÉCNICA

Para realizar corretamente este exercício, evite dar impulso e realize um movimento lento e controlado. Mantenha o tórax aberto e evite arredondar os ombros. Mantenha o peso diretamente sobre o calcanhar ou meio do pé e evite que os joelhos ultrapassem a linha vertical dos dedos do pé. Evite que os joelhos e tornozelos rotacionem medialmente. O agachamento também pode ser feito em posição paralela (pés apontados para a frente); normalmente fazem-se repetições e séries. O quadríceps femoral é maximamente fortalecido no movimento de ascensão. O alinhamento do joelho e o peso correto são importantes para evitar lesões.

Para o músculo reto femoral:
O músculo pode ser isolado quando o quadril é flexionado com um joelho estendido contra a gravidade. Na posição sentada com as pernas abduzidas na frente do corpo, curve ligeiramente o tronco para a frente e eleve uma perna a poucos centímetros do chão por 10 segundos. O músculo reto femoral será firme à palpação; a fadiga vai ocorrer rapidamente.

Para o músculo vasto medial:
Sente-se em uma cadeira e estabilize os pés colocando um bloco entre eles no chão. Mantendo a coxa estendida, rotacione as pernas em direção ao bloco e mantenha a contração por 10 segundos. Repita até que sinta fadiga.

Para o músculo vasto medial e vasto lateral:
Remova o bloco e gire a perna medialmente e lateralmente, mantendo a coxa imóvel. Adicione pesos ao tornozelo para aumentar a resistência e faça extensões de joelho para acionar todos os músculos do quadríceps femoral. Muitas posturas da yoga também trabalham o quadríceps, como **Virabhadrasanas, Trikonasanas, Uttanasanas** (com os joelhos estendidos) e **Cachorro olhando para baixo.**

EXERCÍCIOS DE ALONGAMENTO PARA O MÚSCULO QUADRÍCEPS FEMORAL

1) **Postura da ponte** (também um alongamento para os abdominais).
2) **Avanço** – o alongamento para os extensores do joelho ocorre na perna de trás. Se o joelho é flexionado em direção ao chão e a pelve é empurrada para a frente, o alongamento será mais intenso.
3) O reto femoral vai alongar quando o quadril for estendido e o joelho for flexionado, como na **postura de arco** da yoga.
4) Os músculos vastos vão alongar quando o joelho for flexionado.

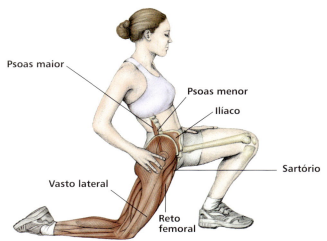

Figura 9.5 Alongamento do quadríceps femoral na posição ajoelhada.

TÉCNICA

A partir da posição de avanço, apoie o joelho de trás no chão. Se necessário, segure em algo para manter o equilíbrio. Empurre os quadris para a frente. Se necessário, coloque uma toalha ou tapete sob o joelho para maior conforto.

Flexores do joelho: isquiotibiais

Os flexores do joelho são comumente conhecidos como **isquiotibiais**, abordados no Capítulo 8 como extensores do quadril e, portanto, biarticulados. Ao contrário da crença popular, eles não são os únicos flexores do joelho. Cinco outros músculos ajudam os três isquiotibiais a flexionar o joelho: o **sartório**, o **grácil**, o **poplíteo**, o **gastrocnêmio** e o **plantar** (os dois últimos são flexores fracos do joelho).

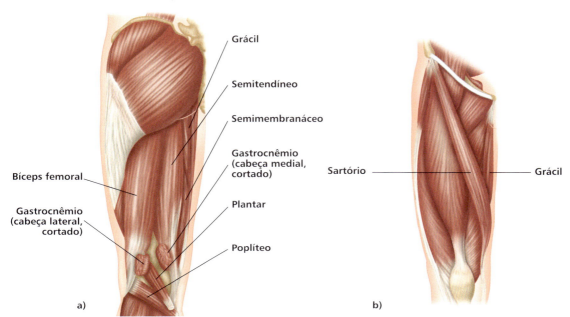

Figura 9.6 Os isquiotibiais e os cinco músculos que flexionam o joelho, sartório, grácil, poplíteo, gastrocnêmio, plantar; a) vista posterior, b) vista anterior.

O único flexor que pode rotacionar lateralmente o joelho é o bíceps femoral do grupo dos isquiotibiais. Os rotadores internos são o semitendíneo, o semimembranáceo (ambos isquiotibiais), o sartório, o grácil e o poplíteo. Esses movimentos rotacionais são essenciais para a capacidade do joelho de se adaptar às mudanças direcionais.

Dos oito flexores do joelho, o poplíteo é o único que não é biarticulado. Atuando apenas no joelho, é essencial para a estabilidade do aspecto posterior. O poplíteo pode restringir a hiperextensão do joelho, tornando-se inestimável para a correção de um problema postural comum. A hiperextensão ocorre quando um joelho estendido vai além da posição vertical, às vezes arqueando a perna. Uma das lições mais importantes no movimento: não trave os joelhos! Na maior parte dos indivíduos, quando isso acontece, os ligamentos e tendões foram hiperalongados pela imobilização física ou pelo bloqueio do joelho ao tentar estendê-lo, empurrando a patela em desalinhamento. Em menor quantidade de casos, a hiperextensão é evidente desde o nascimento, geralmente em razão da disposição de ossos ou tecidos.

Existe uma cura postural simples para joelhos hiperestendidos: quando o joelho está estendido, não o force além do normal. A parte de trás do joelho deve ficar "solta" e não completamente esticada. A perna vai parecer reta, mas não vai travar além da linha vertical. Esse processo de alinhamento é importante; coloca o peso da perna sobre o osso correto do tornozelo, o tálus, para que o peso corporal seja adequadamente transferido para o pé.

O alinhamento correto do joelho entre o tornozelo e o quadril é necessário para o bom funcionamento de todo o sistema musculoesquelético.

EXERCÍCIOS DE FORTALECIMENTO DOS FLEXORES DO JOELHO

Aparelhos: flexão de pernas (*leg curl*); qualquer equipamento de condicionamento cardiovascular em que o joelho flexiona contra a resistência, promovendo a contração concêntrica.

Contrações isométricas de uma perna flexionada contra uma força imóvel.

Pesos: elevação posterior da perna em quatro apoios com pesos nos tornozelos – se os joelhos forem flexionados a dificuldade aumenta.

Pilates: chutes com uma ou duas pernas (*single/double leg kicks*)

Balé: *battements* **atrás** – flexione o joelho como em uma "postura" e todos os flexores do joelho vão ser acionados.

Yoga: Postura da ponte, Postura do camelo, Cachorro olhando para cima (somente isquiotibiais), ***Virabhadrasana III*** (flexione a perna de trás para aumentar o fortalecimento).

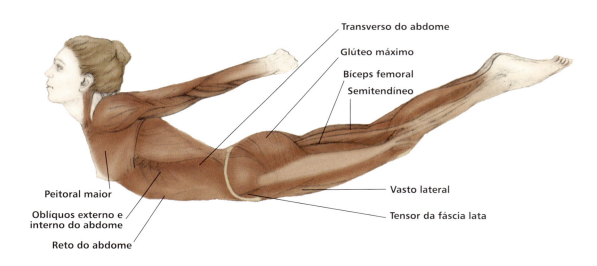

Figura 9.7 Chutes com duas pernas (*double leg kicks*) do pilates.

TÉCNICA

Em um colchonete, deite-se em decúbito ventral, cabeça virada para o lado, pernas juntas e pés em ponta (flexão plantar do tornozelo). Segure firmemente as mãos unidas atrás das costas, levando-as à região mais alta possível da coluna vertebral. Mantenha os cotovelos afastados e tocando o colchonete. Flexione os joelhos e estenda-os. Alongue as mãos presas atrás do corpo, descendo-as pelas costas e, simultaneamente, retire as pernas do colchonete. A cabeça e o tórax podem ser elevados do chão para aumentar ainda mais a dificuldade e então retornados à posição inicial.

EXERCÍCIOS DE ALONGAMENTO DOS FLEXORES DO JOELHO

O alongamento dos músculos isquiotibiais pode ser conseguido em qualquer exercício que os alongue pela flexão do quadril, extensão do joelho ou ambas. Os alongamentos do glúteo máximo do Capítulo 8 vão alongar os isquiotibiais, bem como qualquer movimento de inclinação do tronco para a frente (em pé ou sentado). Um dos melhores alongamentos é o dos **músculos isquiotibiais com os joelhos estendidos em decúbito dorsal**.

TÉCNICA

Deite-se em decúbito dorsal com uma perna elevada para cima, colocando uma cinta ou faixa em torno do pé e puxando a perna em direção ao tórax, com o joelho o mais estendido possível.

Outros flexores, como o poplíteo e o gastrocnêmio, podem ser mais bem alongados em pé na posição de avanço, estendendo o joelho para trás enquanto o calcanhar permanece no chão.

Lesões no joelho

A localização do joelho entre o quadril e o tornozelo o torna uma articulação de suporte de peso extremamente vulnerável. Lembre-se que a espécie humana se desenvolveu da posição bípede para a quadrúpede; isso expõe os dois joelhos a estresse constante. Em razão das muitas lesões, as pesquisas sobre a dinâmica do joelho aumentaram, e muito ainda está sendo descoberto. Algumas das condições de joelho mais prevalentes são descritas a seguir.

Laceração do ligamento cruzado anterior (LCA)

Novas informações sobre a laceração do ligamento cruzado anterior, particularmente em mulheres, vieram à tona ao longo dos últimos anos. As pesquisas estão tentando determinar se a diferença entre o joelho dos homens e das mulheres é a culpada; talvez seja apenas porque há mais atletas mulheres que precisam se condicionar tão bem quanto fazem historicamente suas contrapartes masculinas. Dito isso, há alguma validade para o argumento anatômico.

1) A abertura da pelve feminina pode ser maior do que a do homem (por causa da gestação). Isso pode fazer com que a pelve feminina seja mais ampla, aumentando o ângulo do fêmur a partir do quadril até o joelho (o ângulo Q discutido previamente). As pesquisas atuais não comprovaram se este é um fator importante na alta porcentagem de lacerações do LCA.

2) O foco está se voltando para os isquiotibiais. Este grupo muscular ajuda o LCA a impedir que a tíbia vá para a frente sob o fêmur, comumente chamada de **translação anterior da tíbia**. Há uma teoria de que o grupo muscular do quadríceps femoral feminino (antagônico aos isquiotibiais) é recrutado mais rapidamente do que os isquiotibiais por uma fração de segundo, quando a tíbia é forçada para a frente. Isso coloca mais pressão sobre o LCA na fase inicial do movimento.

3) Alterações hormonais podem influenciar a mecânica corporal. Durante a idade fértil, liberam-se hormônios (relaxina) que podem relaxar os tecidos. Os hormônios também são influenciados pela pílula anticoncepcional. Atualmente, os estudos são inconclusivos quanto ao efeito das mudanças hormonais durante o ciclo menstrual sobre o LCA.

Uma solução de comum acordo para o problema é aumentar a força e a velocidade dos isquiotibiais. Se os isquiotibiais tiverem menos de 60% da força do quadríceps femoral, há um desequilíbrio e a possibilidade de lesão. Depois de medir a força do joelho em muitos estudantes de cinesiologia nos últimos anos, foram encontrados isquiotibiais muito mais fracos em relação ao quadríceps femoral (inferior a 60/100) em mulheres, especialmente dançarinas. Para aumentar a força dos músculos isquiotibiais, é melhor isolá-los do mais forte glúteo máximo na extensão do quadril. Os exercícios de flexão de pernas (*leg curl*) são uma ótima maneira de fazer isso, mas este é um exercício que os bailarinos não costumam fazer. (Os dançarinos precisam passar mais tempo na sala de musculação).

Para aumentar a velocidade, existem séries de padrões de movimento que podem ser praticadas, como avanços, combinações de pulos e exercícios de salto para "reajuste" da biomecânica da perna em combinações de movimentos rápidos. A **pliometria** é uma grande ferramenta de treinamento.

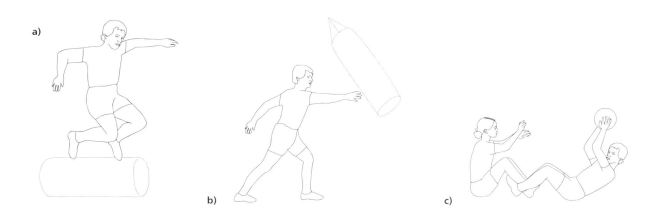

Figura 9.8 Exemplos de treinamento de pliometria; a) saltos de um lado para outro, b) golpe no saco de boxe, c) flexão de tronco e arremesso.

Isquiotibiais encurtados

Muitas pessoas os têm. O encurtamento pode levar a desequilíbrios no restante do corpo. Os isquiotibiais ficam encurtados quando se passa muito tempo sentado (os joelhos estão sempre flexionados). Também são notoriamente encurtados nas pessoas que correm ou andam de bicicleta, nas quais o grupo dos músculos isquiotibiais trabalha em conjunto para produzir a flexão do joelho e a extensão do quadril, portanto "hipertrofiando" esse grupo muscular. Especialistas em Tai Chi têm isquiotibiais encurtados porque os joelhos estão em um constante estado de flexão ao praticar as posições. Esquiadores da modalidade descida livre (*downhill*) também ficam nessa posição durante todo o período de atuação.

É uma área fácil de alongar: basta manter os joelhos o mais ereto possível, sem bloqueá-los, enquanto se inclina para a frente (flexão do quadril), na posição sentada ou em pé.

O alongamento é uma modalidade de exercício. O exercício aumenta o fluxo sanguíneo, não só para os músculos, mas para o encéfalo, possibilitando a melhora na função. Há tempos os debates sobre os benefícios do alongamento já foram finalizados.

Desgaste e laceração da cartilagem

O desgaste da cartilagem não mais é sintomático apenas em pessoas de idade mais avançada; agora é mais prevalente do que nunca em pessoas mais jovens. O motivo é o aumento e o impacto dos esportes.

Duas principais áreas de cartilagem do joelho podem ser afetadas. A cartilagem sob a patela é triturada ao longo de um período de tempo de uso repetido, produzindo a **condromalácia patelar (joelho do corredor).** Esta é mais comumente encontrada em corredores e saltadores e, por mais que se possa desfrutar de dirigir automóveis com câmbio de transmissão manual, ter de usar constantemente a embreagem enquanto dirige pode causar desgaste sob o joelho. Há uma sensação de moagem, que quando se agrava leva à dor e ao inchaço.

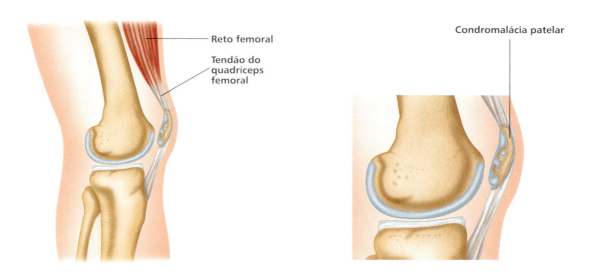

Figura 9.9 Condromalácia patelar (joelho do corredor).

A disposição da patela em relação ao fêmur pode ser a causa, bem como seu uso excessivo. A patela é mantida no lugar pelo tendão do quadríceps femoral. Se houver desequilíbrio na força entre os quatro músculos do quadríceps, isso pode afetar o posicionamento da patela. Exercitar os músculos vasto lateral e vasto medial do quadríceps femoral pode ajudar a alinhar a patela. Por meio de testes de força com estudantes universitários, encontrou-se mais fraqueza no vasto medial do quadríceps do que em qualquer outro músculo. Esse músculo não só estende, mas também rotaciona medialmente o joelho em alguma medida, quando este está flexionado. Pode ser visto diretamente sobre o joelho, do lado medial da perna.

ARTICULAÇÃO DO JOELHO

Laceração meniscal

A principal cartilagem do joelho se encontra entre a tíbia e o fêmur e é chamada de **menisco**. Assume a forma de um oito dentro da articulação, sendo o menisco medial mais espesso do que o lateral. Pode ser desgastado ou lacerado pelo uso excessivo ou por um impacto forte. Qualquer posição que envolve a flexão do joelho em graus extremos pode ser a culpada: levantadores de peso fazendo agachamentos, receptores (*catchers*) do beisebol, goleiros, bailarinos realizando *grande pliés*, corredores no bloco de partida, para citar apenas algumas. A rápida mudança direcional na corrida ou esqui também pode lesionar o menisco. A aterrissagem repetida em superfícies rígidas, especialmente enquanto em uso de calçados errados, pode esgotar o efeito de absorção de choque da cartilagem.

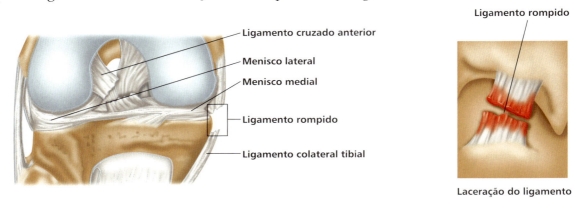

Figura 9.10 Articulação do joelho, vista anterior. Danos ao ligamento colateral tibial.

A cartilagem articular, ou hialina, protege a superfície dos dois ossos entre os quais se localiza. O grande menisco medial e o menor menisco lateral do joelho também ajudam a estabilizar, bem como absorver impactos. Quando lesionados, pode-se sentir uma sensação de bloqueio; se lacerados, sente-se dor extrema e inchaço. **Manter o joelho equilibrado pelo fortalecimento dos músculos pode evitar lesões e cirurgia.**

Quando a cartilagem está lesionada, o uso limitado ou o repouso completo podem ajudar a cicatrizar a área. Algumas cartilagens têm um metabolismo mínimo; há minúsculos capilares que fornecem sangue ao tecido. Isso significa que podem cicatrizar sozinhos, embora a taxa de metabolismo seja extremamente lenta. Muitas pessoas não querem esperar tanto tempo para obter alívio. A cirurgia é a alternativa escolhida se a cartilagem estiver lacerada. Estão sendo desenvolvidas cirurgias menos invasivas que podem remover o tecido lacerado do interior do joelho, seguido por um regime específico de exercícios. Clínicas, como a Steadman Hawkins Center, em Vail, Colorado, estão fazendo um maravilhoso trabalho na área da ortopedia.

Danos ao ligamento colateral

As lesões mais comuns do joelho são as ligamentares. Os ligamentos colaterais estão localizados nos aspectos medial e lateral do joelho, mantendo a tíbia e o fêmur no lugar.

O ligamento colateral tibial (LCT) é o mais comumente lesionado. Mesmo sendo mais longo e maior do que o ligamento colateral fibular, recebe mais impacto, já que os golpes são perpetrados contra a porção lateral do joelho, o que estira o lado medial. Isso acontece em esportes de contato em que uma queda resulta em força contra o aspecto lateral do joelho aplicada por companheiros ou adversários. O tecido da região medial é distendido em excesso e pode lacerar até mesmo a parte interna do LCT, conforme ele recebe carga. **O estresse sobre o ligamento pode afetar o menisco medial, onde estão inseridas as fibras mais profundas, levando a um trauma mais grave.**

Os ligamentos não se recuperam depois de terem sido distendidos em excesso. Isso leva à instabilidade da articulação. **Quando os ligamentos são instáveis, os tendões dos músculos precisam atuar para ajudar a manter a articulação congruente. São necessários exercícios de fortalecimento para todos os músculos em torno da articulação.**

Pronação da articulação do tornozelo afeta o joelho

A articulação do tornozelo pode pronar e supinar, quando o peso é distribuído para um ou outro lado do pé. A pronação extrema é evidente ao ficar em posição ortostática com o peso na parte medial do pé. Isso pode se tornar uma condição crônica e afetar o tornozelo, o joelho e o quadril. Os bailarinos são notórios na pronação, porque:

1) A rotação lateral do quadril foi incorretamente aplicada.
2) As sapatilhas de balé não oferecem muito apoio.

Além de se tornar constantemente ciente da distribuição correta do peso aos pés, faça os seguintes exercícios:

1. **Pé em ponta e dorsiflexão** – Fortalece os músculos da panturrilha, principalmente o tibial posterior, ao colocar o pé em ponta (flexão plantar); alonga ambos os lados do pé até os dedos. Dorsiflexionar (flexão dorsal) alonga os mesmos músculos.

2. **Elevação com fortalecimento da panturrilha** – Eleve-se e desça sobre os antepés com o peso idealmente colocado sob os três primeiros dedos do pé. Erro comum: descarregar o peso somente sob o dedo mínimo (supinação) ou sob o hálux (pronação). Olhe no espelho ao fazer o exercício para ajudar no alinhamento correto.

3. **Massageie e exercite** o pé rolando uma bola de tênis sob ele.

Fim dos mitos sobre o joelho

Apenas um dos músculos do grupo quadríceps é biarticulado

O quadríceps é um grupo de quatro músculos que se encontram na parte anterior da coxa e estendem o joelho. Os flexores do quadril são um grupo de quatro músculos que também se encontram na parte da frente da coxa e fazem a flexão do quadril. O único músculo que trabalha a extensão de joelho e a flexão do quadril desses dois grupos é o reto femoral. **O quadril e o joelho compartilham muitos músculos, mas apenas um deles é um músculo do quadríceps com atuação no joelho.**

Os isquiotibiais não são os únicos flexores do joelho

O bíceps femoral, o semimembranáceo e o semitendíneo são três músculos individuais que compõem o grupo dos músculos isquiotibiais, notoriamente conhecidos pela flexão do joelho, contraindo-se fortemente durante o exercício de flexão das pernas (*leg curl*). Há outros cinco flexores do joelho e a maior parte deles também atua na articulação do quadril ou do tornozelo: o sartório e o grácil (biarticulados com o quadril) e o gastrocnêmio e o plantar (biarticulados com o tornozelo). **Todos os flexores do joelho são biarticulados, exceto o poplíteo.**

A osteoartrite no joelho é muito comum

A principal causa da osteoartrite é o desgaste excessivo de uma articulação; esta é uma das condições mais comuns a limitar a utilização do joelho. Durante anos, os médicos têm lidado com este problema utilizando medicamentos e, às vezes, cirurgias. Há 20 anos, a reparação da cartilagem deixava uma grande cicatriz em forma de zíper no joelho; e a "drenagem do joelho" quando inchado levava à osteoartrite. Embora as técnicas de tratamento tenham avançado, os médicos e a indústria farmacêutica parecem decididos a usar a cirurgia e os medicamentos. Em alguns casos, isso é necessário, mas é melhor condicionar a articulação do joelho correta e naturalmente, e realizar a prevenção ou reabilitação por meio do exercício. **A osteoartrite é uma inflamação na articulação. Verificou-se que a atividade aeróbica de baixo impacto, os exercícios de amplitude de movimento e o treinamento de força podem aliviar os efeitos desta doença.**

Principais músculos envolvidos nos movimentos da articulação do joelho

Flexão
Semitendíneo; semimembranáceo; bíceps femoral; gastrocnêmio; plantar; sartório; grácil; poplíteo

Extensão
Reto femoral; vasto medial; vasto lateral; vasto intermédio

Rotação medial da tíbia sobre o fêmur
Poplíteo; semitendíneo; semimembranáceo; sartório; grácil; vasto medial

Rotação lateral da tíbia sobre o fêmur
Bíceps femoral; vasto lateral

Articulação do tornozelo e do pé

10

A construção da articulação do tornozelo/pé é a mais intrigante. Os 26 ossos (7 tarsais, 5 metatarsais e 14 falanges), os 19 grandes músculos, muitos pequenos músculos intrínsecos da planta do pé e mais de 100 ligamentos compõem a estrutura principal de **cada** articulação do tornozelo e do pé. A transferência de peso da tíbia para o tálus e então para o calcâneo (osso do calcanhar) é um incrível ato de equilíbrio em que se recebe o peso de todo o corpo e, em seguida, impulsiona-o adiante para o restante do pé.

Articulações e ações da articulação do tornozelo e do pé

A articulação superior do tornozelo é o ponto de articulação entre a tíbia, a fíbula e o tálus. Eles se encaixam firmemente; é uma articulação do tipo gínglimo, em que ocorrem as ações de flexão plantar e flexão dorsal. A articulação inferior, ou distal, do tornozelo é uma combinação das articulações talocalcânea e transversa do tarso. Os sete ossos tarsais estão localizados nessa área, e há diversos movimentos entre as várias articulações. A autora prefere simplificar as ações articulares da área utilizando os termos "pronação" e "supinação" (ver página 179).

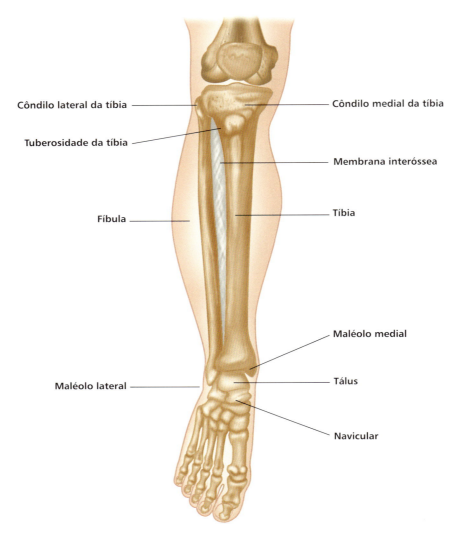

Figura 10.1 Articulação do tornozelo/pé direito. Vista anteromedial.

Há uma área da articulação tarsometatarsal que é chamada de "irregular", em que ocorrem movimentos de deslizamento. Alguns textos ainda consideram que a flexão plantar e a flexão dorsal ocorrem nesse local. As articulações são reforçadas por muitos pequenos ligamentos.

As articulações metatarsofalângicas são capazes de estender (flexão dorsal), flexionar (flexão plantar) e abduzir, aduzir e rotacionar minimamente. As articulações interfalângicas só flexionam e estendem. A porção proximal só é capaz de estender, a parte distal pode realizar ambos.

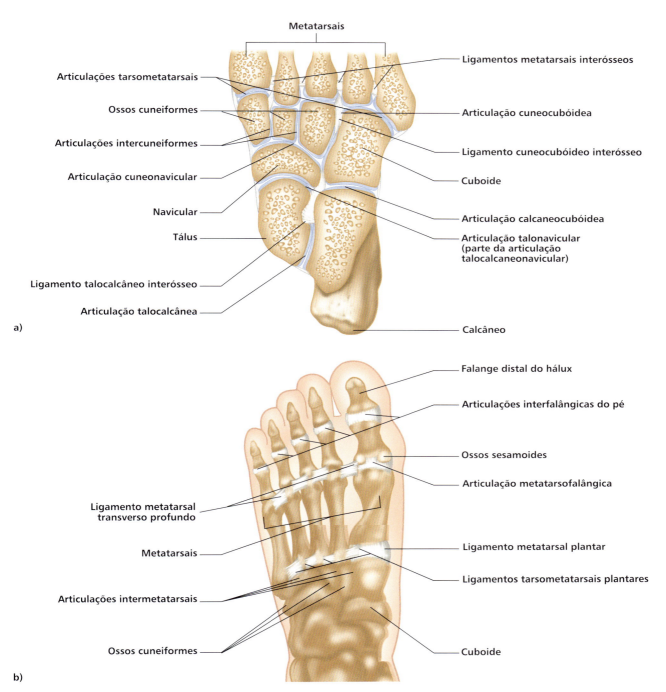

Figura 10.2 Articulações do pé; a) corte horizontal do pé direito, b) vista plantar.

Há sempre alguma confusão em relação aos termos usados para descrever as ações do tornozelo. Para esclarecer, a flexão dorsal é o ato de "estender o pé", e a flexão plantar é o ato de "colocar o pé em ponta" ou flexionar. A articulação é mais estável na flexão dorsal. A pronação é uma combinação de eversão e abdução, em que o peso é colocado sobre o lado medial do pé. A supinação é uma combinação de inversão e adução, em que o peso está na parte lateral do pé. Quando os dedos do pé estão flexionados, curvam-se para a frente; quando estão estendidos, eles se endireitam.

O hálux, chamado popularmente de "dedão", tem ossos maiores do que os outros dedos do pé. Desempenha um papel importante na marcha, corrida e até mesmo no ortostatismo.

Músculos da articulação do tornozelo e do pé

Os músculos extrínsecos do pé se inserem nos ossos superiores do tornozelo, tanto na tíbia quanto na fíbula. Dois deles, o gastrocnêmio e o plantar, se inserem em posições tão elevadas quanto no fêmur. Os músculos extrínsecos se originam fora da parte do corpo sobre a qual atuam; proximalmente se inserem acima do pé, e depois os tendões longos se inserem distalmente no pé para atuar sobre ele. Os músculos intrínsecos são músculos curtos localizados na planta do pé, a superfície plantar. Os músculos do tornozelo podem ser classificados de acordo com sua localização:

1. Os flexores dorsais são anteriores
2. Os flexores plantares são posteriores
3. Os pronadores são majoritariamente laterais
4. Os supinadores são anteriores, posteriores (como o tibial anterior e o tibial posterior) ou estão no aspecto plantar do pé
5. Os flexores dos dedos do pé são posteriores
6. Os extensores dos dedos do pé são anteriores

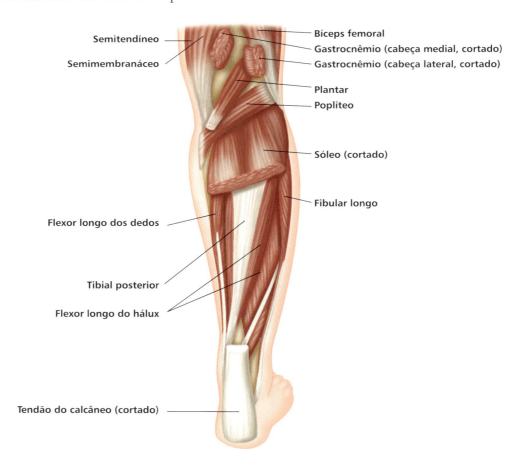

Figura 10.3 Músculos da panturrilha, perna direita, vista posterior.

Na maior parte das outras articulações do corpo, as duas últimas ações, flexão e extensão, têm sua localização invertida: os músculos flexores são músculos anteriores e os extensores são posteriores. Há três músculos anteriores do tornozelo/pé: **tibial anterior, extensor longo dos dedos e extensor longo do hálux**. Todas são fortes flexores dorsais, bem como o fibular terceiro, cujo tendão distal é anterior. Esses músculos também atuam nas articulações inferiores, o que os torna biarticulados ou multiarticulados.

O **fibular terceiro**, o **fibular longo** e o **fibular curto** são considerados músculos laterais. Todos eles pronam, mas os dois últimos também podem realizar a flexão plantar.

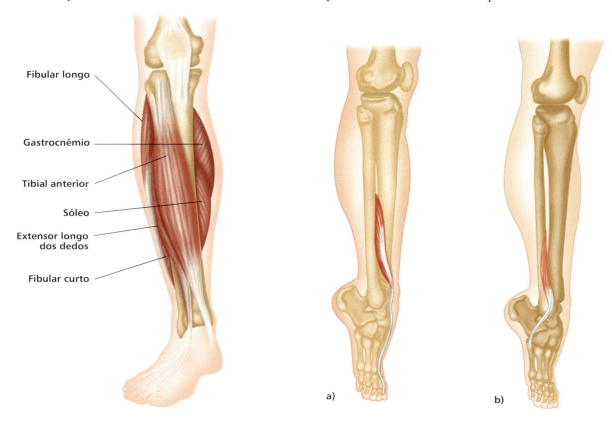

Figura 10.4 Músculos superficiais da perna (vista anterior). O detalhe mostra (a) o extensor longo do hálux e (b) o fibular terceiro.

Há seis músculos posteriores. Os mais conhecidos são o **gastrocnêmio** e o **sóleo**. Identificado como músculo da panturrilha, o gastrocnêmio recebe seu nome a partir do grego *gastroknemia*, traduzido como "ventre da panturrilha". Curiosamente, as duas cabeças proximais do músculo não estão na parte inferior da perna, mas acima do joelho. Elas se inserem nos côndilos do fêmur na parte posterior desse osso. Como cruzam a articulação do joelho, auxiliam os isquiotibiais na flexão do joelho. A ação mais importante é no tornozelo, no qual atravessa a articulação por meio do tendão mais forte do corpo, embora mais comumente lesionado, o tendão do calcâneo. O gastrocnêmio realiza flexão plantar (colocar o pé em ponta). O sóleo é um músculo que atua em uma única articulação e ajuda a dar forma à panturrilha e, junto ao gastrocnêmio, é conhecido como *tríceps sural* (três cabeças, dois músculos). Ficar na ponta dos pés contrai e melhora essa área, conforme a flexão plantar do tornozelo é realizada. Para alongar esses músculos, faça a flexão dorsal do pé. Para isolar o alongamento do gastrocnêmio, estenda também o joelho.

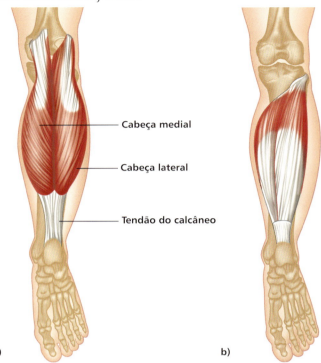

Figura 10.5 Os dois principais músculos posteriores da panturrilha; a) gastrocnêmio, b) sóleo.

O gastrocnêmio é um "motor rápido", então muito relevante no salto, enquanto o sóleo pode ser definido como um músculo de *sustentação*, trabalhando arduamente durante o *relevé* do balé ou no trabalho em ponta de pé. Como um músculo biarticulado, o gastrocnêmio é mais forte quando está atuando em apenas uma das articulações que cruza. Irá desempenhar melhor a flexão plantar se o joelho estiver estendido, e irá flexionar mais o joelho se o tornozelo estiver em flexão dorsal, especialmente se o pé estiver fora do chão.

O gastrocnêmio é o principal motor do tornozelo no salto. Contrai-se concentricamente (encurta) na subida e excentricamente (alonga) na aterrissagem. Isso significa que é o principal músculo do tornozelo a atuar no salto.

Lembre-se: músculos não flexionam, as articulações o fazem; músculos se contraem.

O **tibial posterior** é um músculo profundo da panturrilha. Quando se realiza a flexão plantar e supina, também apoia os arcos. O **plantar** é um músculo biarticulado com o joelho e o tornozelo, mas só se pode realizar uma flexão fraca em ambas as articulações.

Os outros músculos posteriores são o **flexor longo dos dedos** e o **flexor longo do hálux**. O último é um importante músculo no trabalho de ponta no balé, já que ajuda no equilíbrio na ponta dos pés.

EXERCÍCIO DE FORTALECIMENTO DOS MÚSCULOS DA PANTURRILHA

Elevação na ponta dos pés, polichinelos ou pular corda

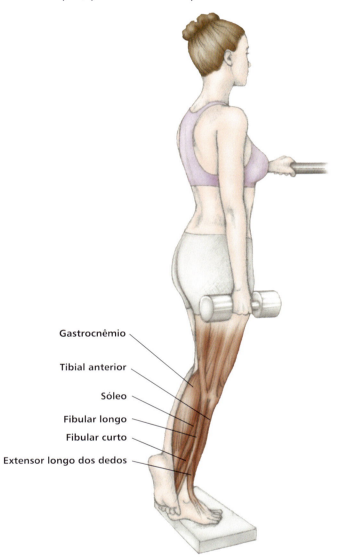

Figura 10.6 Elevação na ponta dos pés.

TÉCNICA

Com o corpo na vertical, coloque metade de um pé ou de ambos os pés em um degrau. Um ou ambos os pés devem realizar flexão plantar, de modo que o calcanhar e o arco do pé estejam além da borda do degrau. Mantenha quadris, tornozelos e ombros alinhados, com a coluna em posição neutra; mantenha a cabeça erguida. Use um halter se estiver usando apenas uma perna.

EXERCÍCIO DE ALONGAMENTO DOS MÚSCULOS DA PANTURRILHA

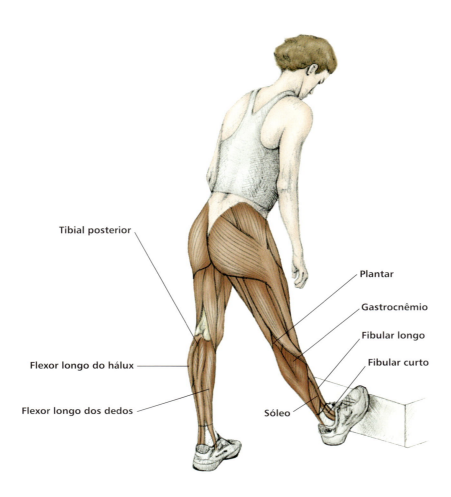

Figura 10.7 Alongamento da panturrilha com os dedos do pé para cima.

TÉCNICA

Fique em pé e coloque os dedos do pé em um degrau formado por um objeto alto. Mantenha a perna ereta e incline-se em direção aos dedos do pé.

O pé

A construção em forma de arco do pé faz com que ele seja mais do que adequado para fins de suporte, adaptabilidade, absorção de impactos, transferência de peso e propulsão. Cinco metatarsais formam a planta ou sola do pé, e cada dedo do pé tem três falanges, exceto o hálux, que tem apenas duas.

Os arcos são uma lição de arquitetura. Três arcos formam uma "cúpula" para executar as funções necessárias do pé. A principal parte do arco longitudinal é a medial, sendo formada pelo calcâneo de um lado, quatro ossos tarsais na frente, com o tálus no meio atuando como a "pedra fundamental". Lateralmente, o arco longitudinal vai do calcâneo ao tálus até o cuboide e metatarsais IV e V. O arco transverso cruza o pé do metatarsal do hálux ao metatarsal do dedo mínimo. A ação de todas as linhas de força é centrada onde se encontram os arcos transverso e longitudinal, recebendo o peso de cima e o impacto de baixo. Os músculos extrínsecos e aqueles da planta do pé reforçam os arcos. Coloque os dois pés juntos paralelamente e forma-se uma cúpula completa no centro de ambos.

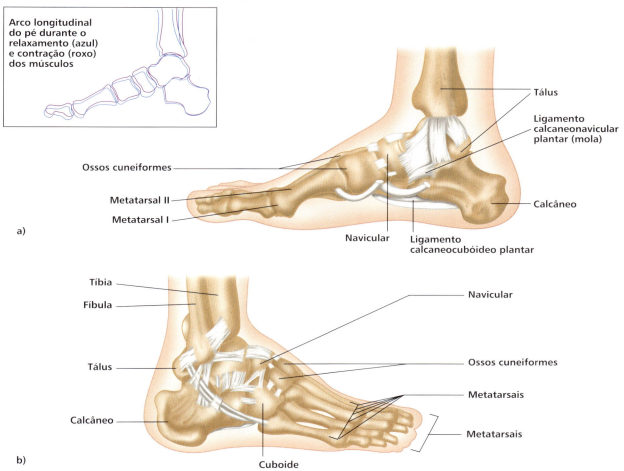

Figura 10.8 Arcos do pé; a) pé direito, vista medial, b) pé direito, vista lateral.

Ligamentos da articulação do tornozelo e do pé

Os ligamentos e tendões da articulação do tornozelo/pé atuam em conjunto para apoiar e manter a posição dos arcos conectando todos os 26 ossos. O mais longo de todos os ligamentos dos ossos tarsais é o ligamento plantar. Ele é encontrado a partir do calcâneo, inserindo-se no osso cuboide e estendendo-se até os metatarsais II, III e IV. A fáscia plantar é uma estrutura ampla que segue um trajeto semelhante e apoia a parte medial do arco longitudinal do pé.

Os ligamentos talofibular anterior e talofibular posterior vão do maléolo (ponto externo da extremidade distal da fíbula e tíbia, facilmente visto) ao tálus. O ligamento calcaneofibular vem do maléolo lateral e insere-se no calcâneo. Medialmente, o grande ligamento deltóideo vai do maléolo medial ao tálus e navicular. Esse ligamento é tão forte que na pronação forçada e extrema, o osso pode ser fraturado antes que haja uma laceração do ligamento.

ARTICULAÇÃO DO TORNOZELO E DO PÉ

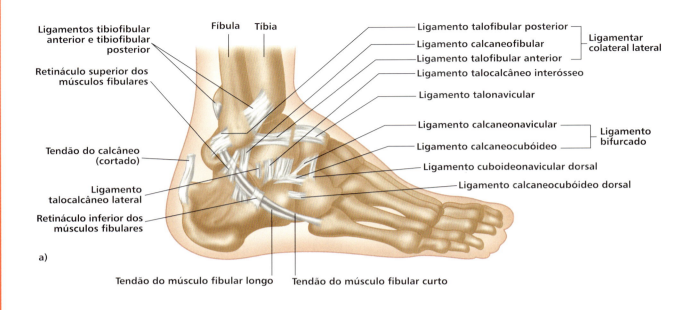

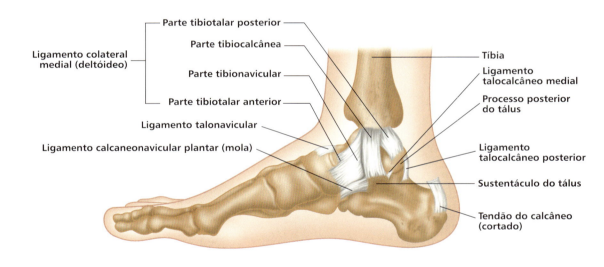

Figura 10.9 Articulação do tornozelo; a) pé direito, vista lateral, b) pé direito, vista medial.

Condições da articulação do tornozelo e do pé

Condições indesejadas da articulação do tornozelo/pé surgem pelo desalinhamento, mau uso ou calçados inadequados (discute-se mais a respeito dos calçados adiante). Aqui estão algumas delas:

Condições ósseas

A parte medial do arco longitudinal é mais alta do que a parte lateral, pois atua no movimento, enquanto a lateral suporta mais peso. O peso do lado medial transfere-se para o metatarsal I, um osso grande que se articula com o hálux. A pressão nesse ponto pode levar a **joanetes** ou **esporões ósseos**, em razão do modo como o peso é absorvido nesse local.

Correções: o desalinhamento pelo impacto pode ser corrigido por meio da distribuição de peso ou sapatos melhores, esperançosamente antes que uma cirurgia seja necessária.

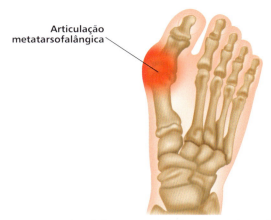

Figura 10.10 Joanete e desalinhamento do hálux, causados principalmente por calçados mal ajustados.

A **fratura por estresse** (fissura óssea) pode ocorrer nos ossos da parte inferior da perna ou do pé e deve ser radiografada por um médico. Na verdade, pode ocorrer em qualquer parte do corpo e é decorrente do desalinhamento e do uso excessivo.

Condições musculares

A **canelite** é uma lesão comum na perna causada pelo impacto sem amortecimento a partir do solo, que ascende pelos pés até os músculos tibiais. Qualquer um pode desenvolvê-la, ao caminhar ou correr em superfícies rígidas, aterrissar de modo incorreto ou pelo uso excessivo. (Caminhar no concreto sobre os calcanhares faz uso excessivo dos músculos da perna) As fibras musculares podem lacerar ou começar a tracionar o osso, causando dor e inflamação.

Correções: o único tratamento é gelo e repouso; pode-se fazer exercícios de tornozelo, desde que não haja dor.

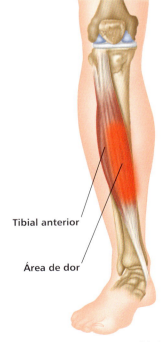

Figura 10.11 Síndrome da dor tibial medial (canelite).

Condições do tecido conjuntivo

Uma espessa camada de tecido fibroso resistente, a aponeurose plantar (ou fáscia plantar) vai do calcâneo (osso do calcanhar) às cabeças dos ossos metatarsais (semelhante à aponeurose palmar na mão). A fáscia plantar ajuda a apoiar os arcos do pé, mas pode se tornar inflamada, causando a **fasciíte plantar**. Isso pode ser decorrente de panturrilhas encurtadas, uso de salto alto, uso de chinelos, atividades que exigem uma grande quantidade de atividades com os pés, como balé ou corrida, mecânica do pé ruim ou, até mesmo, obesidade.

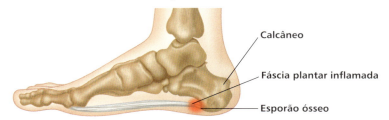

Figura 10.12 Fasciíte plantar.

Correções: pode-se fazer exercícios de mobilização para o tendão do calcâneo e da fáscia, além de alongamentos dos músculos da parte inferior da perna (Figura 10.13), bem como algum trabalho de fortalecimento. Estes não podem ser exagerados ou a dor pode persistir. Pode-se usar órteses para ajudar a distribuir a pressão, prescritas por um médico ou fisioterapeuta.

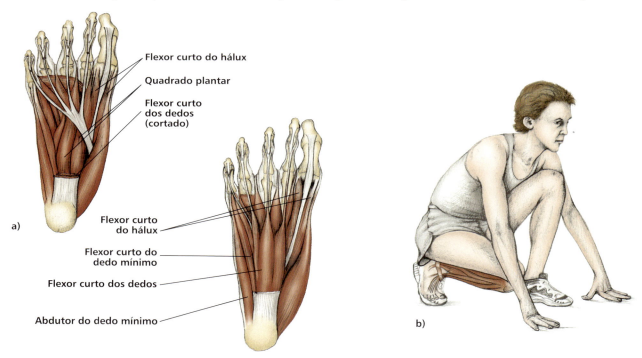

Figura 10.13 a) Pé direito, vista plantar, e b) alongamento do pé na posição de cócoras.

TÉCNICA

Ajoelhe-se sobre um joelho com as mãos no chão. Desloque o peso do corpo sobre o joelho e lentamente mova o joelho para a frente. Mantenha os dedos do pé no chão e arqueie o pé.

Um fato bastante alarmante é o que as pessoas fazem com seus pés. Exemplos:

1) O salto alto é o pior calçado possível para o equilíbrio e para o tendão do calcâneo.
2) Chinelos de plástico ou borracha não são melhores: não há apoio e condições envolvendo o tornozelo e o joelho estão se tornando comuns.
3) Os dedos do pé são espremidos em calçados pontiagudos e ficam comprimidos.

Use um calçado que se adapte à forma do pé, ao mesmo tempo em que o sustenta. Se a **pronação** for um problema (descarga de peso na parte medial do pé), use um sapato que apoia o arco medial. Se a **supinação** estiver presente (descarga de peso na lateral do pé), use calçados que auxiliam o aspecto lateral do pé. Se não tiver certeza, observe um par de sapatos que estão desgastados pelo uso e veja qual lado do sapato está mais gasto. Um bom vendedor de sapatos ou fisioterapeuta também pode ajudar a determinar o desequilíbrio. **Ao exercitar os músculos, bons tênis ou sandálias bem projetadas podem corrigir o desalinhamento e ajudar a absorver o choque de impactos.**

Fim dos mitos sobre o pé

Um arco baixo não necessariamente indica um pé plano ou fraco

Um arco baixo é comum no aspecto medial, mas se o pé não estiver sustentando peso, isso não costuma ser um problema. No entanto, o "desabamento dos arcos" pode ocorrer pela falta de uso ou pelo mau funcionamento do pé; se doloroso, precisa de tratamento. O "pé chato", que é uma anormalidade comumente presente desde o nascimento, também pode ser diagnosticado. Os métodos utilizados para ajudar essas condições são as órteses corretivas ou calçados corretos.

A parte medial do arco longitudinal não suporta peso, mas se os músculos não forem fortes o suficiente, o arco vai enfraquecer. O flexor longo do hálux é um músculo que flexiona o hálux, mas também se estende por todo o trajeto ao longo desse arco, das falanges até a fíbula. Outros músculos da parte medial da planta do pé também apoiam o arco. Os três ossos do pé que recebem descarga de peso são o calcâneo, o metatarsal I (do hálux) e o metatarsal V (do dedo mínimo), com muitos ligamentos estabilizando-os. **O mecanismo de todo o pé deve estar em equilíbrio e deve ser usado corretamente para funcionar de forma impecável.**

O arco elevado desejado pode não ser o ideal em todos os casos

Embora o pé tenha uma boa aparência, se os arcos medial e transverso forem elevados, isso pode causar instabilidade. Os problemas ocorrem porque:
1) Os calçados podem não se encaixar muito bem por causa do arco elevado;
2) Pode haver um pouco de dor na área do arco por causa da pressão. Pode ocorrer supinação. No caso de um praticante de balé, o arco alto é desejado, mas as sapatilhas de balé e/ou a torção forçada para fora podem causar pronação.

> **As condições do pé podem se transferir ascendentemente ao corpo, causando problemas nas pernas, no joelho, no quadril e até mesmo na coluna vertebral. Deve-se tomar cuidado com os pés para evitar lesões.**
>
> **Os calçados não são tudo o que a indústria da moda os construiu para ser**
> Elevar-se na ponta dos pés, como num *relevé* do balé ou exercício de elevação na ponta dos pés da sala de musculação, pode fortalecer os pés, mas permanecer elevado (como se estivesse de saltos altos) é prejudicial. Ficar com os pés planos sobre chinelos e em superfícies planas também é contraindicado.

Principais músculos envolvidos nos movimentos da articulação do tornozelo e do pé

Flexão dorsal
Tibial anterior, extensor longo do hálux, extensor longo dos dedos; fibular terceiro

Flexão plantar
Gastrocnêmio; plantar; sóleo; tibial posterior; flexor longo do hálux; flexor longo dos dedos; fibular longo; fibular curto

Articulações intertarsais

Inversão (supinação)
Tibial anterior; tibial posterior

Eversão (pronação)
Fibular terceiro; fibular longo; fibular curto

Outros movimentos
Movimentos de deslizamento que possibilitam alguns graus de flexão dorsal, flexão plantar, abdução e adução são produzidos pelos músculos que atuam sobre os dedos do pé. O tibial anterior, o tibial posterior e o fibular terceiro também estão envolvidos

Articulações metatarsofalângicas dos dedos do pé

Flexão
Flexor curto do hálux; flexor longo do hálux; flexor longo dos dedos; flexor curto dos dedos; flexor do dedo mínimo; lumbricais; interósseos

Extensão
Extensor longo do hálux; extensor curto dos dedos; extensor longo dos dedos

Abdução e adução
Abdutor do hálux; adutor do hálux; interósseos; abdutor do dedo mínimo

Articulações interfalângicas dos dedos do pé

Flexão
Flexor longo do hálux; flexor curto dos dedos (apenas na articulação proximal); flexor longo dos dedos

Extensão
Extensor longo do hálux; extensor curto dos dedos (não no hálux); extensor longo dos dedos; lumbricais

Apêndice: mandíbula e garganta

A mandíbula se articula com o crânio para formar a articulação **temporomandibular**; seus músculos produzem a mastigação. Outro movimento da alimentação é a preensão, ou apreensão dos alimentos pelos potentes músculos da mandíbula: o **temporal**, o **masseter** e os **pterigóideos lateral e medial**. Eles abrem e fecham a mandíbula e trituram com os dentes, uma ocorrência que produz estresse, às vezes durante o sono.

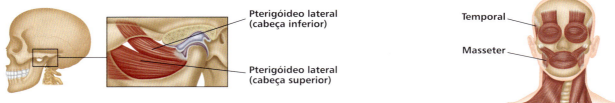

Figura A1 Articulação temporomandibular.

Disfunção da articulação temporomandibular

Trata-se de uma disfunção da articulação temporomandibular (ATM) que é muito prevalente na atualidade, em muitos casos em razão do estresse. A tensão pode desalinhar o posicionamento da mandíbula e pinçar os nervos, levando a problemas adicionais e a uma possível cirurgia. Tenha em mente que esta não é a única razão para a disfunção da ATM; pode haver limitações ósseas ou outras causas. O alinhamento correto é, novamente, a solução.

A voz

Dentro da área da garganta está a "caixa de voz", ou **laringe**, que abriga as cordas vocais. A laringe está suspensa no crânio por um complicado sistema de músculos e, com a tireoide e a faringe, vai em direção à traqueia e ao esôfago. A explicação de todo esse mecanismo está além do escopo deste livro e do conhecimento da autora. Com sua experiência por ter uma filha cantora, serão citadas duas regiões relacionadas, a área da língua e o palato.

A **língua** é um músculo que tem um sistema de músculos extrínsecos (externos) que possibilitam que ela se mova em todas as direções. Os músculos intrínsecos são fibras dentro da língua que movem sua ponta para ajudar a falar, a posicionar a comida e a limpar os dentes. A língua está conectada ao osso hioide acima da laringe, na parte de trás da garganta. Essa ligação está relacionada com o funcionamento da laringe e até mesmo com o equilíbrio da cabeça. Quando a língua está relaxada no assoalho da boca, há menos tensão na mandíbula e na garganta, o que leva a uma voz mais forte.

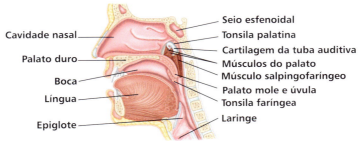

Figura A2 Corte sagital da cavidade nasal.

O **palato** é o céu da boca. O palato duro está na frente, o palato mole está atrás. Professores de técnica vocal falam sobre "levantar o palato" para abrir a garganta e produzir um som mais claro. Isso é feito por músculos pequenos, mas importantes, chamados de palatofaríngeo e salpingofaríngeo; usá-los ajuda na ressonância. Esses músculos podem ser encontrados ao se observar o palato mole durante um bocejo e palpados ao cantarolar com os lábios fechados.

Referências bibliográficas

1. Biel, A.: 2001. *Trail Guide to the Body, 2e*. Books of Discovery, Boulder, USA.
2. Calais-Germain, B.: 2010. *Anatomia para o movimento* – vols. 1 e 2. Manole, Barueri, SP.
3. Clippinger, K.S.: 2006. *Dance Anatomy & Kinesiology*. Human Kinetics, Champaign, USA.
4. Coulter, D. H.: 2001. *Anatomy of Hatha Yoga*. Body and Breath, New York, USA.
5. Delavier, F.: 2006. *Strength Training Anatomy, 2e*. Human Kinetics, Champaign, USA.
6. Dimon, T.: 2009. *Anatomia do corpo em movimento – ossos, músculos e articulaçõe*s. Manole, Barueri, SP.
7. Egoscue, P.: 2000. *Pain Free: A Revolutionary Method for Stopping Chronic Pain*. Bantam Books, London, UK.
8. Fitt, S. S.: 1996. *Dance Kinesiology.* Schirmer Books, New York, USA.
9. Floyd, R.T. & Thompson, C.W.: 2011. *Manual de cinesiologia estrutural.* Manole, Barueri, SP.
10. Franklin, E.: 2003. *Pelvic Power.* Princeton Book Company, New Jersey, USA.
11. Hamilton, N., Weimar, W. & Luttgens, K.: 2007. *Kinesiology: Scientific Basis of Human Motion.* McGraw-Hill, New York, USA.
12. Jarmey, C.: 2008. *O corpo em movimento – uma abordagem concisa.* Manole, Barueri, SP.
13. Jarmey, C.: 2008. *Músculos – Uma abordagem concisa.* Manole, Barueri, SP.
14. Kaminoff, L.: 2013. *Anatomia da yoga.* Manole, Barueri, SP.
15. Koch, L.: 2001. *The Psoas Book.* Guinea Pig Publications, Felton, USA.
16. Long, R.: 2006. *The Key Muscles of Hatha Yoga.* Bandha Yoga Publications, New York, USA.
17. Manocchia, P.: 2009. *Anatomia do exercício.* Manole, Barueri, SP.
18. Massey, P.: 2012. *Pilates – uma abordagem anatômica.* Manole, Barueri, SP.
19. Mehta, S., Mehta, M. & Mehta, S.: 1990. *Yoga: the Iyengar Way.* Knopf, New York, USA.
20. Niel-Asher, S.: 2008. *Pontos-gatilho – uma abordagem anatômica.* Manole, Barueri, SP.
21. Norris, C. M.: 1998. *Sports Injuries: Diagnosis and Management.* Butterworth-Heinemann, Oxford, UK.
22. Siler, B.: 2000. *The Pilates Body.* Broadway Books, New York, USA.
23. Stone, R.J. & Stone, J.A.: *Atlas of Skeletal Muscles, 3e.* McGraw-Hill, New York, USA.
24. Todd, M.E.: 1980. *The Thinking Body.* Princeton Book Company, New Jersey, USA.
25. Vella, M.: 2008. *Anatomy for Strength & Fitness Training.* New Holland, Cape Town, South Africa.
26. Walker, B.: 2009. *Alongamento – uma abordagem anatômica.* Manole, Barueri, SP.
27. Walker, B.: 2011. *Lesões no esporte – uma abordagem anatômica.* Manole, Barueri, SP.
28. Wharton, J. & Wharton, P.: 1996. *Stretch Book.* Times Books, New York, USA.
29. Wilmore, J.H. & Costill, D.L.: 2013. *Fisiologia do esporte e do exercício.* Manole, Barueri, SP.

ÍNDICE REMISSIVO

Índice geral

Abaixamento 15
Abdução 14
Acetábulo 76
Acetilcolina 22
Acrômio 86
Actina 20, 23
Adução 14
Agachamento 132
Agonista 24, 131
Alavancas 26
Alongamento 63
Amplitude de movimento 63
Ângulo Q 167
Antagonista 24, 131
Anterior 12
Aponeurose 21
Aponeurose palmar 120
Arco reflexo de estiramento 24
Articulação atlantoaxial 34
Articulação atlantoccipital 34
Articulação do cotovelo 105
Articulação do joelho 163
Articulação do quadril 127
Articulação do tornozelo 177
Articulação esternoclavicular 95
Articulação glenoumeral 82
Articulação iliofemoral 74, 76, 127
Articulação interfalângica 118
Articulação metacarpofalângica 118
Articulação radiulnar 105, 112
Articulação sacroilíaca 74
Articulação selar 30
Articulação temporomandibular 191
Articulações com pequenos movimentos 29
Articulações da cintura escapular 95
Articulações deslizantes, *ver articulações planas*
Articulações diartrodiais, *ver articulações livremente móveis*
Articulações do tipo anfiartrose, *ver articulações com pequenos movimentos*

Articulações esferóideas 30
Articulações imóveis 29
Articulações livremente móveis 29
Articulações metatarsofalângicas 179
Articulações planas 30
Articulações sinartrodiais, *ver articulações imóveis*
Articulações sinoviais 29
Articulações trocóideas 30

Bandas isotrópicas (I) 20
Bolsa 29, 164
Bolsa subacromial 91

Canelite 187
Carpais 118, 120, 122
Cartilagem 173
Cavidade glenoidal 108
Centro perineal 78
Ciatalgia 156
Circundução 14
Coluna vertebral 33
Condromalácia patelar 173
Contração concêntrica 25, 53, 57
Contração excêntrica 26, 53
Contração isométrica 26, 53, 57
Contração muscular 22
Contrações 24
Contrações estáticas, *ver contrações isométricas*
Contralateral 12
Costelas flutuantes 39
Cotovelo de golfista, *ver epicondilite medial*
Cotovelo de tenista, *ver epicondilite lateral*

Decúbito dorsal 12
Decúbito ventral 12
Distal 12
Dorso 12

Elevação 15
Endomísio 19, 21
Epicondilite lateral 111
Epicondilite medial 112
Epimísio 19, 21

Esporões ósseos 186
Estabilizadores 25, 131
Esterno 39
Eversão 16
Extensão 15

Faixas anisotrópicas (A) 20
Fáscia 19
Fáscia plantar 188
Fascículo 19
Fibra nervosa 21
Fibras brancas de contração rápida 18
Fibras intermediárias de contração rápida 18
Fibras intrafusais 23
Fibras vermelhas de contração lenta 128
Flexão 15
Flexão dorsal 16
Flexão lateral 15
Flexão plantar 16
Força 27
Fratura por estresse 187
Fusos musculares 23

Glicogênio 18

Ílio 73
Inclinação pélvica 74
Inferior 12
Inserção distal 24
Inserção proximal 24
Inversão 16
Ipsilateral 12, 54

Joanetes 186
Joelho de corredor, *ver condromalácia patelar*
Junção neuromuscular 22

Lábio glenoidal 82
Laringe 191
Lateral 12
Ligamento anular do rádio 112
Ligamento cruzado anterior 171
Ligamento iliofemoral 146
Ligamentos 74, 83, 106, 164, 185
Ligamentos colaterais 174
Língua 191

Manguito rotador 91
Mecânica musculoesquelética 24
Medial 12
Menisco 174
Metatarsais 177
Miofibrilas 20
Miofilamentos 20
Mioglobina 18
Miosina 20, 23
Mobilizadores 25
Motor primário, *ver agonista*
Músculo esquelético 17
Músculos circulares 20
Músculos convergentes 20
Músculos do assoalho
    pélvico 29
Músculos multipeniformes 86
Músculos paralelos 20
Músculos peniformes 20

Oposição 12, 119
Órgãos tendinosos de Golgi
    (OTG) 23
Origem 24

Palmar 12
Pé 184
Pelve 73
Periférico 12
Perimísio 19, 21
Periósteo 21
Pilates 133
Plano coronal 13, 77
Plano frontal, *ver plano coronal*
Plano horizontal, *ver plano
    transverso*
Plano mediano 13, 77
Plano médio-sagital, *ver plano
    mediano*
Plano sagital, *ver plano mediano*
Plano transverso 13, 14, 77
Planos do corpo 13
Plantar 12
Plexo braquial 121
Pliométricos 172
Pontes cruzadas 20
Posição anatômica 20
Posterior 12
Potencial de ação 22
Potencial de placa motora 22

Potencial de repouso 22
Pranayamas 61
Pressão intra-abdominal 28
Princípio do "tudo ou nada" 21
Processo coracoide 108
Profundo 12
Pronação 15, 112, 179
Propriocepção 23
Protração 16
Proximal 12

Reflexos musculares 23
Respiração 28
Retículo sarcoplasmático 19, 22
Retináculo dos músculos
    extensores 120
Retináculo dos músculos
    flexores 120
Retorno da oposição 12
Retração 16
Rotação 16

Sacro 73
Sarcolema 19, 22
Síndrome do túnel do carpo 121
Síndrome do túnel ulnar 122
Sinergista 67
Sobrecarga 57
Superficial 12
Superior 12
Supinação 15, 112, 179

Tarsais 177
Tendinite 108
Teoria do deslizamento dos
    filamentos 22
Terminações nervosas 23
Terminais sinápticos 22
Teste de extnsão do joelho 24
Titina 20
Translação anterior da tíbia 171
Trato iliotibial 135
Tríceps sural 181
Trifosfato de adenosina (ATP) 23
Túbulos transversos (T) 19

Unidade motora 21

Vértebras lombares 52

Índice de músculos

Adutor curto 151
Adutor longo 151
Adutor magno 151
Ancôneo 107

Bíceps braquial 85, 107, 108, 113
Bíceps femoral 148, 169
Braquial 107
Braquiorradial 107, 113

Coracobraquial 85

Deltoide 85
Diafragma 28

Eretor da espinha 35, 40
Escalenos 35
Esplênios 35
Esternocleidomastóideo 35
Extensor longo do hálux 121
Extensor longo dos dedos 121
Extensor radial curto do carpo
    121
Extensor radial longo do
    carpo 121
Extensor ulnar do carpo 121

Fibular curto 181
Fibular longo 181
Fibular terceiro 181
Flexor longo do hálux 182
Flexor longo dos dedos 182
Flexor radial do carpo 121
Flexor ulnar do carpo 121

Gastrocnêmio 169, 181
Gêmeo inferior 156
Gêmeo superior 156
Glúteo máximo 143
Glúteo médio 136
Glúteo mínimo 137
Grácil 152, 169

Ilíaco 67, 68, 130
Iliopsoas 67, 130
Infraespinal 85, 91
Latíssimo do dorso 85, 90
Levantador da escápula 35

Longo da cabeça 35
Longo do pescoço 35

Masseter 191

Oblíquo externo do abdome 58
Oblíquo interno do abdome 60
Oblíquos da cabeça 35
Obturador externo 157
Obturador interno 156

Pectíneo 151
Peitoral maior 85, 88
Piriforme 74, 156
Plantar 169, 182
Poplíteo 169
Pronador quadrado 113
Pronador redondo 107, 113
Psoas maior 67, 130
Psoas menor 67, 130
Pterigóideos lateral e medial 191

Quadrado do lombo 68, 72
Quadrado femoral 157

Redondo maior 85
Redondo menor 85, 91
Reto anterior da cabeça 35
Reto do abdome 53
Reto femoral 128, 166
Romboides 41

Sartório 129, 169
Semiespinais 35, 40
Semimembranáceo 148, 169
Semitendíneo 148, 169
Sóleo 181
Subescapular 91
Supinador 113
Supraespinal 91

Temporal 191
Tensor da fáscia lata 135
Tibial anterior 181
Tibial posterior 182
Transverso do abdome 61
Trapézio 35, 41, 97
Tríceps braquial 85, 107, 109
Vasto intermédio 166
Vasto lateral 166

Vasto medial 166

Índice de exercícios

Abaixamento de perna 56
Abdução da perna 139
Abdução na posição sentada
137
Adução em polia baixa 153
Adução na cadeira adutora 153
Adução na posição sentada 152
Agachamento *plié* na barra 167
Alongamento curvando o punho
124
Alongamento dos músculos da
articulação sacroilíaca 75
Alongamento da coluna
vertebral (*spine stretch*)
do pilates 45
Alongamento da panturrilha
com os dedos do pé para
cima 184
Alongamento da parte superior
das costas levando os braços
adiante 99
Alongamento da região lateral
da coluna vertebral,
em posição ortostática 72
Alongamento do manguito
rotador com o cotovelo para
fora 94
Alongamento do ombro com o
cotovelo fletido 87
Alongamento do piriforme 142
Alongamento do piriforme ou
da perna cruzada 142
Alongamento do tórax com os
braços atrás das costas 124
Alongamento dos glúteos com
o pé no tórax na posição
sentada 159
Alongamento dos isquiotibiais
em pé com elevação dos
dedos do pé 150
Alongamento em elevação do
abdome 62
Alongamento em pé com a
perna elevada 155
Alongamento sentado com as
pernas afastadas 154

Alongamento sentado segurando
uma das pernas 47
Alongamentos com uma toalha
102
Alongamentos laterais 102

Backbend 66
Balanço com as pernas afastadas
(*open leg rocker*) do pilates 48
Borboleta de cabeça para baixo
155

Cem (*hundred*) do pilates 38, 56
Chute com uma perna (*single
leg kick*) do pilates 149
Chutes com duas pernas
(*double leg kicks*) do pilates
170
Chutes de karatê 142
Círculos com os braços
flexionados 102
Círculos na lateral com rotação
(*side circles with rotation*)
do pilates 138
Cisne (*swan*) do pilates 71
Cruzamento com a perna na
diagonal 141
Cruzamento da coxa em
decúbito dorsal 141

Desenvolvimento com halter
(*dumbbell press*) 93

Elevação da perna com peso 138
Elevação da perna de baixo 152
Elevação de tronco em pronação
(*pull-up*) 115
Elevação do psoas 71
Elevação lateral (*lateral raise*) 92
Elevação lateral com halter
(*bent-over lateral raises*) 93
Elevação lateral com halter
(*dumbbell standing lateral
raise*) 87
Elevação posterior da perna 134
Exercício abdominal cruzado/
cruzamento (*criss-cross*)
do pilates 59
Exercício abdominal parcial 55
Exercício de alongamento do

tronco com o braço flexionado 89

Exercícios abdominais em rotação na cadeira romana 60

Extensão das costas 46

Extensões 94

Extensões da perna às costas 71

Flexão de pernas (*leg curl*) deitado 149

Flexão do quadril em decúbito dorsal 131

Flexão lateral 54

Fortalecimento dos músculos da articulação sacroilíaca 75

Inclinação anterior da coluna vertebral em pé (*Uttanasana*) 147

Inclinação para a frente na posição sentada (*Paschimottanasana*) 147

Inversões avançadas 37

Leg press 145

Levantamento bom-dia (*good morning*) 46, 149

Meia ponte 64

Mergulho do cisne (*swan dive*) do pilates 135

Mergulho em barras paralelas (*dip*) 100

Moinhos de vento 58

Natação 66, 94, 152

Parada de mão (*Adho mukha vrksasana*) 123

Posição de cão ou vaca 42, 43

Posição de gato 42, 43

Posição de L 70

Postura da águia (*Garudasana*) 115

Postura da árvore (*Vrksasana*) 140

Postura da borboleta (*Baddha konasana*) 154

Postura da cobra (*Bhujangasana*) 43

Postura da ponte (*Setu bandha, bridge*) 133, 144

Postura da prancha ascendente (*Purvottanasana*) 101

Postura do arco (*Dhanurasana*) 71

Postura do bebê feliz 78

Postura do cachorro olhando para baixo (*Adho mukha svanasana*) 44, 110

Postura do cachorro olhando para cima (*Urdhva mukha svanasana*) 44, 110

Postura do camelo (*Ustrasana*) 135

Postura do gafanhoto (*Salabhasana*) 43

Postura do guerreiro I (*Virabhadrasana I*) 134

Postura do guerreiro II (*Virabhadrasana II*) 132

Postura do peixe (*Matsyasana*) 45

Postura do triângulo rodado (*Pariortta trikonasana*) 65

Prece maometana (*child's pose*) 91, 146

Pressão lateral com a perna 139

Puxador frontal aberto (*lat. pull-down*) 90

Rond de jambé 158

Rosca com barra em pronação (*upright row*) 98

Rosca com halter (*biceps curl*) 114

Rotação da coluna em decúbito dorsal 146

Rotação da perna em pé 158

Rotação da perna em posição sentada/deitada 158

Rotação das costas em posição ajoelhada 47

Sentado em V 69

Serra (*saw*) do pilates 59

Supino reto (*bench press*) 89

Torções da coluna vertebral 64, 65